Hans-Jürgen Wilhelm · Tobias Kurtz

Beziehungsgestaltung in der Pflege von Menschen mit Demenz

Expertenstandard in der Praxis anwenden

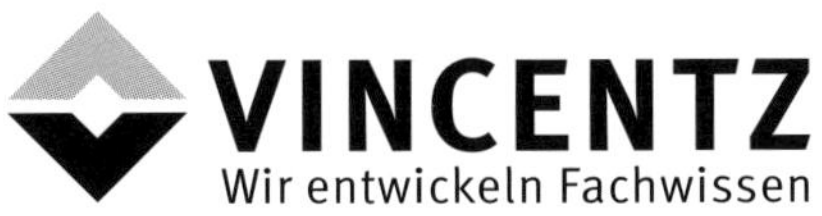

„Das größte Geschenk, das ich von jemandem empfangen kann ist, gesehen, gehört, verstanden und berührt zu werden."

Virginia Satir

Vorwort

Der Expertenstandard „Beziehungsgestaltung in der Pflege von Menschen mit Demenz" des Deutschen Netzwerk für Qualitätsentwicklung in der Pflege ist eine sehr fundierte wissenschaftliche Arbeit. So wichtig und grundlegend dieser Expertenstandard für die Arbeit mit an Demenz erkrankten Menschen und deren Umfeld auch ist, haben wir die Erfahrung gemacht, dass seine Übertragung in den Pflegealltag kaum gelingt. Dies liegt vor allem daran, dass lange, wissenschaftliche Texte für die schnelle, praktische Hilfe im Pflegealltag nicht geeignet sind.

So entstand die Idee, eine „Zusammenfassung" und „Pointierung" des wissenschaftlichen Textes für den Alltag zu erstellen und so eine Brücke zwischen Pflegewissenschaft und Pflegepraxis zu bauen.

Unser Ziel ist es, die so wertvollen Erkenntnisse und Inhalte des Expertenstandard noch besser in den Pflegealltag zu übertragen und zu integrieren. Wir würden uns sehr freuen, wenn wir Ihnen mit diesem Buch eine Hilfe für ihre tägliche Arbeit mit Menschen mit Demenz und deren Umfeld an die Hand geben können.

Hinweis zu Textqellen

Die Textpassagen des Expertenstandards Beziehungsgestaltung sind zitiert aus der Seite 31 der Veröffentlichung „Expertenstandard Beziehungsgestaltung in der Pflege von Menschen mit Demenz", herausgegeben vom Deutschen Netzwerk für Qualitätsentwicklung in der Pflege (DNQP) im Mai 2019.

Durch Überschriften der einzelnen Kapitel dieses Buches ist die Zuordnung zu Strukturkriterien (S), Prozesskriterien (P) und Ergebniskriterien (E) eindeutig nachvollziehbar. In der Nummerierung (S1a, S1b, S1c, S2a, S2b) usw. erkennen Sie dann jeweils die Reihenfolge innerhalb eines Kriteriums

Zielsetzung

„Jeder pflegebedürftige Mensch mit Demenz erhält Angebote zur Beziehungsgestaltung …“

Ziel ist es, das Gefühl zu erhalten oder zu fördern, gehört, verstanden und angenommen zu werden sowie mit anderen Personen verbunden zu sein.*

* Satz umformuliert nach dem Originaltext der Zielsetzung aus dem Expertenstandard

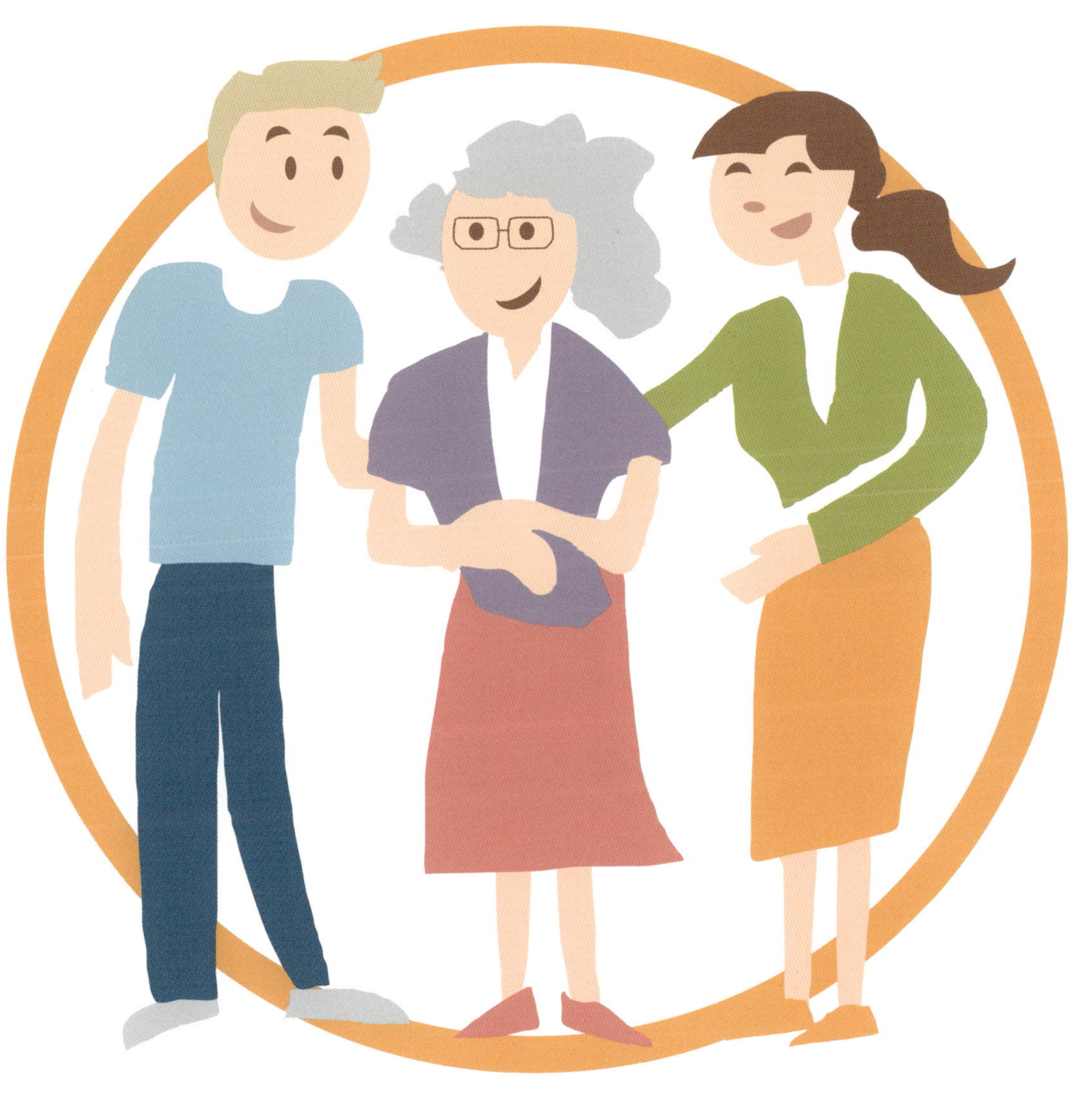

Aufbau

Dieser Expertenstandard ist in fünf aufeinander aufbauenden **Stufen** eingeteilt.

1. Erkennung der Demenz

2. Maßnahmenplanung

3. Information der Betroffenen

4. Durchführung beziehungsfördernder Pflege

5. Erhalt und Förderung der Verbundenheit

Jede der fünf Stufen baut sich aus der Abfolge von **Strukturen, Prozessen und Ergebnissen** auf und wird über ein **Kriterium** oder mehrere **Kriterien** definiert.

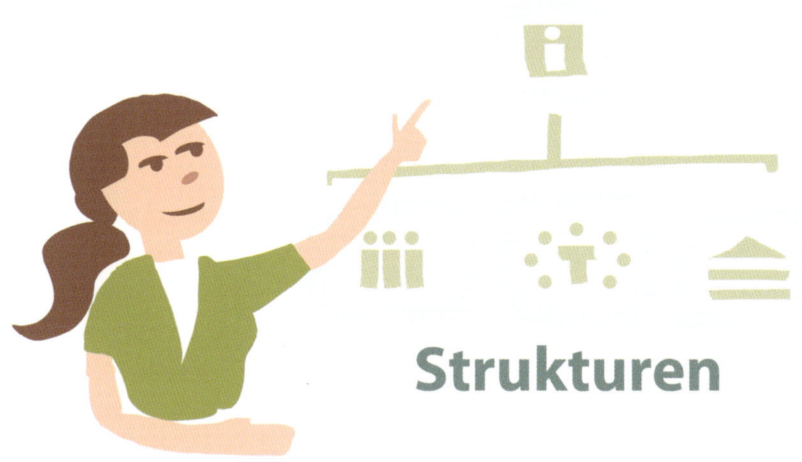
Strukturen

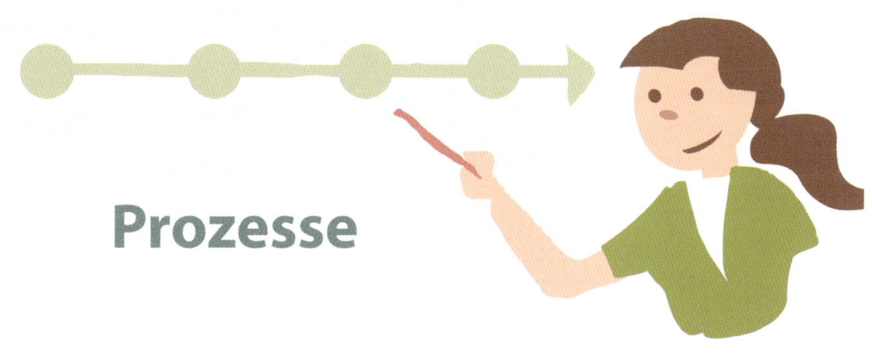
Prozesse

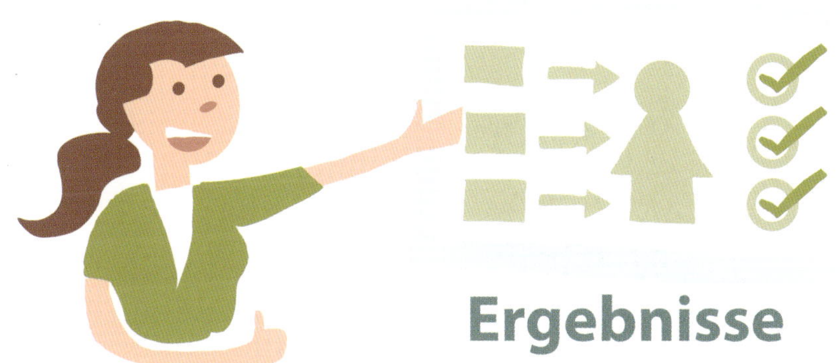
Ergebnisse

1 ERKENNUNG DER DEMENZ

Person-zentrierte Haltung

S1a: „Die Pflegefachkraft hat eine **person-zentrierte Haltung** in der Pflege von Menschen mit Demenz entwickelt."

1.1

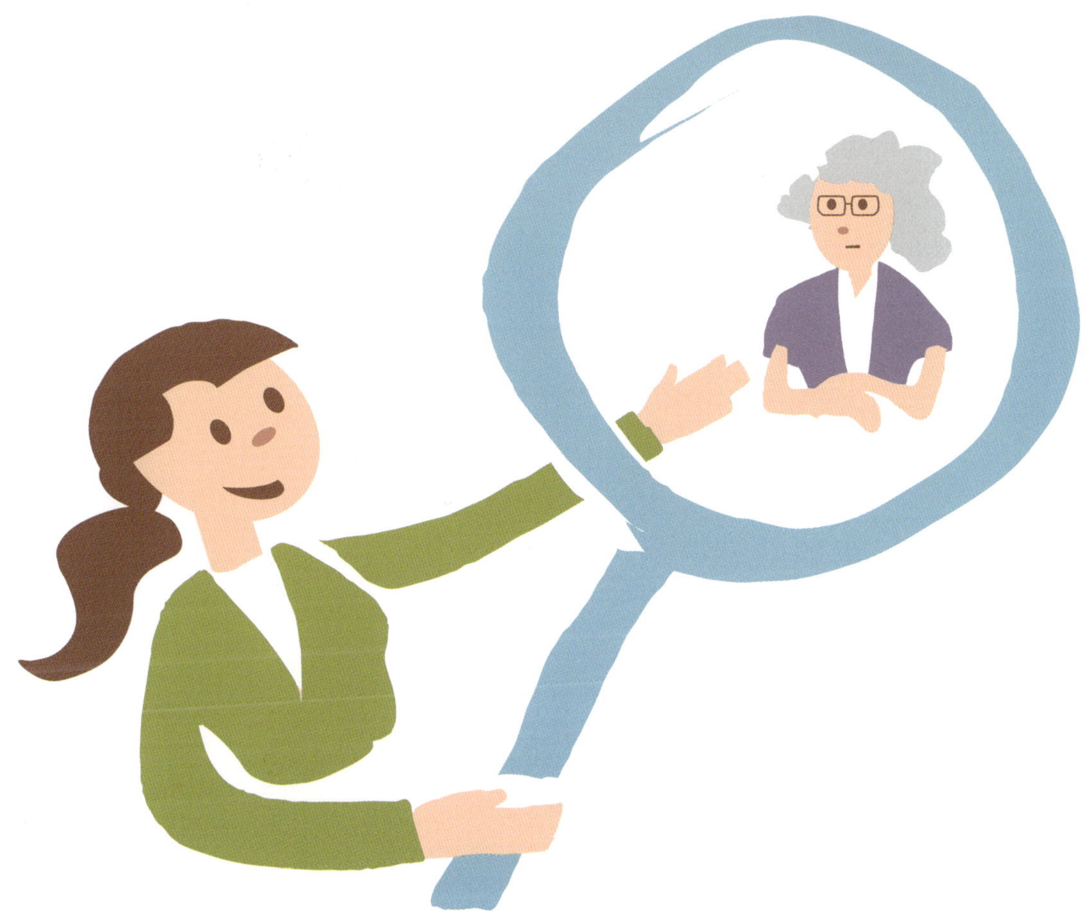

Im Umgang mit an Demenz erkrankten Menschen ist es wichtig, nicht die eigene Wahrheit und Realität als Grundlage für die Beziehung zu nehmen, wie dies normalerweise in der Beziehung zu anderen Menschen geschieht.

Der an Demenz leidende Mensch hat seine eigene Wahrheit und Realität, die nicht immer leicht zu erkennen ist. Deshalb ist die Gefühlsebene entscheidend für eine positive Beziehung. Seine Gefühle müssen wahrgenommen und angesprochen werden, so kann Vertrauen und Sicherheit aufgebaut werden.

Deshalb muss sich die Pflegekraft ganz auf die Person des betroffenen Menschen einstellen.

Entscheidend ist hierbei, dass es auf keinen Fall um eine Verrichtungs- oder funktionsbedingte Pflege geht. Wichtig für die tägliche Arbeit in der Pflege sind nicht mehr nur die objektiven Bedarfe, sondern auch die ganz individuellen Wünsche und Bedürfnisse des an Demenz erkrankten Menschen und seines Umfeldes. Diese Wünsche und Bedürfnisse können durchaus im Widerspruch zu bestehenden Auflagen, Regeln und den in der Pflege üblichen funktionalen Abläufen stehen.

Wissen und Kompetenz zur Identifikation

S1b: „Die Pflegefachkraft hat das **Wissen und die Kompetenz**, Menschen mit Demenz zu identifizieren und damit einhergehende Unterstützungsbedarfe in der Beziehungsgestaltung fachlich einzuschätzen."

1.2

Hier spielen zwei Aspekte eine zentrale Rolle, die sich gegenseitig beeinflussen.

Zum einen sind dies die kognitiven Leistungseinbußen, die in sechs Bereiche aufgeteilt werden:

- komplexe Aufmerksamkeit (Fähigkeit, die aktuelle Situation zu erfassen und ihr zu folgen,
- exekutive Funktionen (Fähigkeit, auf Ereignisse zu reagieren, Handlungen zu planen, Fehler zu erkennen und zu korrigieren),
- Lernen und Gedächtnis (Fähigkeit, ohne unentwegte Erinnerungen oder Hilfsmittel den Alltag zu gestalten),
- Sprache (die richtigen Worte finden und grammatisch korrekt zu kommunizieren),
- perzeptuell-motorische Fähigkeiten (Fähigkeit, Augenkontakt zu halten oder zusammengehörende Gegenstände zu erkennen, zum Beispiel Tasse und Untertasse),
- soziale Kognition (Erkennen und Interpretieren der Emotionen, Perspektiven und Motive des jeweiligen Gegenübers).

Zum anderen sind es die mit den einzelnen sechs Bereichen jeweils verbundenen Beziehungsbedarfe des betroffenen Menschen. Die Pflegefachkraft muss ihre Kommunikation und die Beziehungsgestaltung auf die jeweiligen Fähigkeiten des an Demenz erkrankten Menschen einstellen können.

- Die kognitiven Leistungseinbußen und die daraus resultierenden Bedürfnisse des Betroffenen an seine Beziehungen und deren Gestaltung können nicht getrennt voneinander betrachtet werden.

Vor diesem Hintergrund sind sowohl das

- fachliche Wissen über die verschiedenen Diagnose-Methoden
- als auch die Fähigkeit der Beobachtung
- der individuellen Kompetenzen und Veränderungen des an Demenz erkrankten Menschen,
- seiner Geschichte und
- seines Umfeldes

gleichermaßen bedeutend für eine gelungene Beziehungsgestaltung.

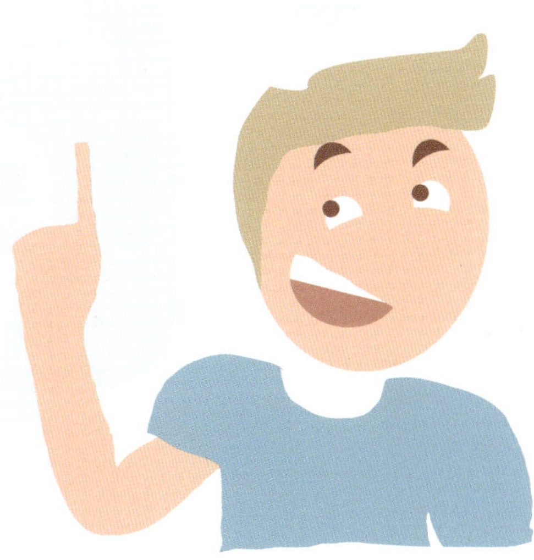

Person-zentrierte Pflegeorganisation

1.3

S1c: „Die Einrichtung fördert und unterstützt eine person-zentrierte Haltung für eine die Beziehung fördernde und gestaltende Pflege von Menschen mit Demenz sowie ihren Angehörigen und sorgt für eine **person-zentrierte Pflegesituation**."

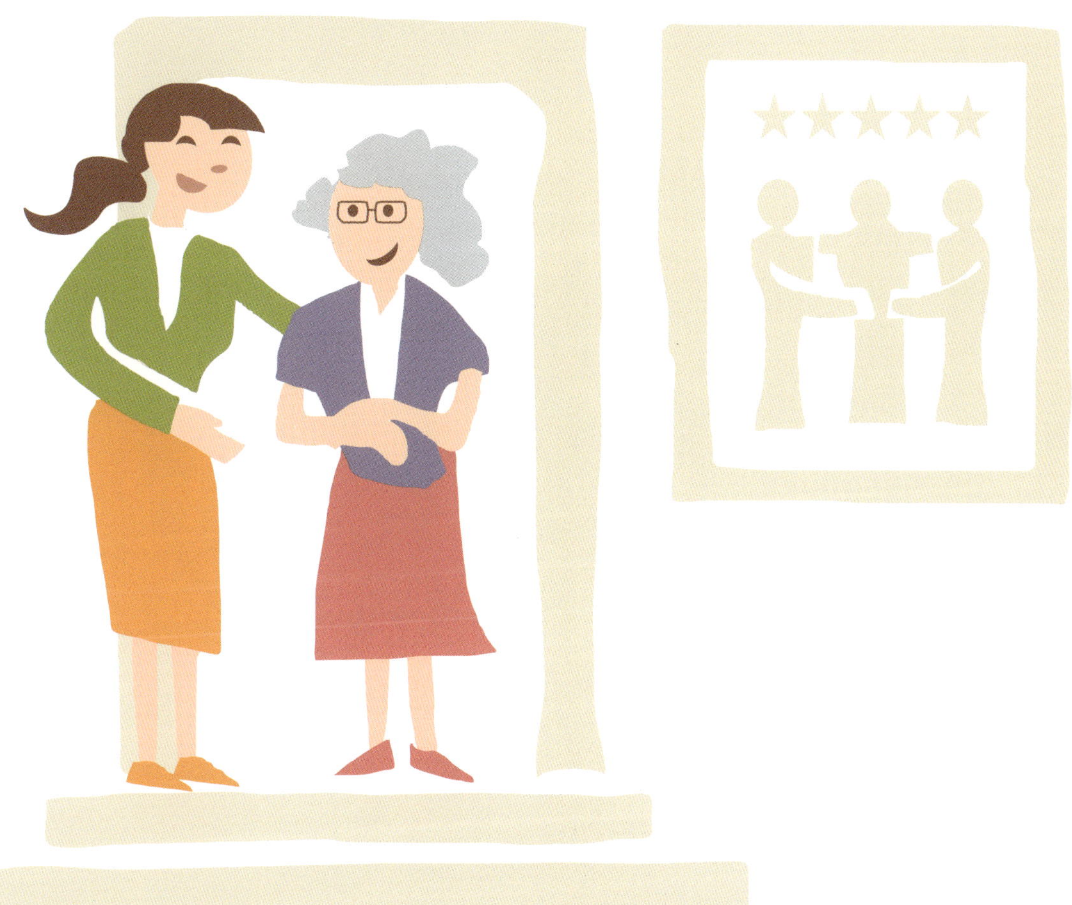

Die Einrichtung stellt die Rahmenbedingungen für die Arbeit der Pflegekräfte. Ihre Positionierung zu einer person-zentrierten Haltung stellt die Grundlage dar, auf der die Pflegefachkräfte agieren.

Entscheidend ist vor allem die Führung der einzelnen Pflegekräfte, aber auch der Teams. Angebote wie Supervision, ausreichende Besprechungszeiten, Transparenz der Entscheidungen, Fort- und Weiterbildung sind wichtig.

Individuell angepasste Maßnahmenplanung

P1: „Die Pflegefachkraft erfasst zu Beginn de pflegerischen Auftrags sowie anlassbezogen, schrittweise und unter Einbeziehung der Angehörigen bzw. anderer Berufsgruppen kriteriengestützt mit der Demenz einhergehende Unterstützungsbedarfe in der Beziehungsgestaltung, deren Auswirkungen auf die Lebens-und Alltagswelt sowie Vorlieben und Kompetenzen des Menschen mit Demenz."

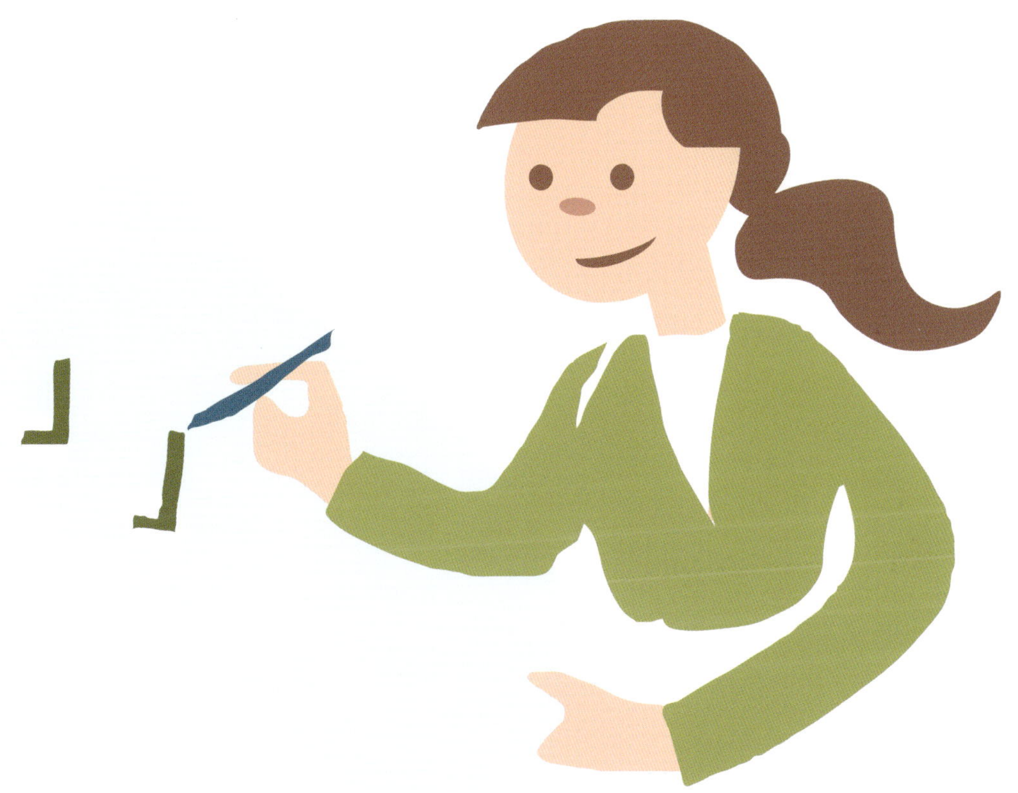

Die Pflegebeobachtung benötigt sehr viel Zeit, ist aber zentral, um zu entscheiden, ob der Expertenstandard angewendet werden muss oder nicht. Wichtig ist die Beobachtung und Begleitung der Person und ihres Umfeldes, um Erkenntnisse über vorhandene Fähigkeiten und Beziehungsbedarfe zu erlangen. Hierbei handelt es sich um einen kontinuierlichen Prozess, der zu Beginn des pflegerischen Auftrags startet.

Erkennung der Individualität des Menschen mit Demenz

E1a: „Der Mensch mit Demenz wird durch die person-zentrierte Haltung der Pflegenden in seiner **Einzigartigkeit** wahrgenommen.“

1.5

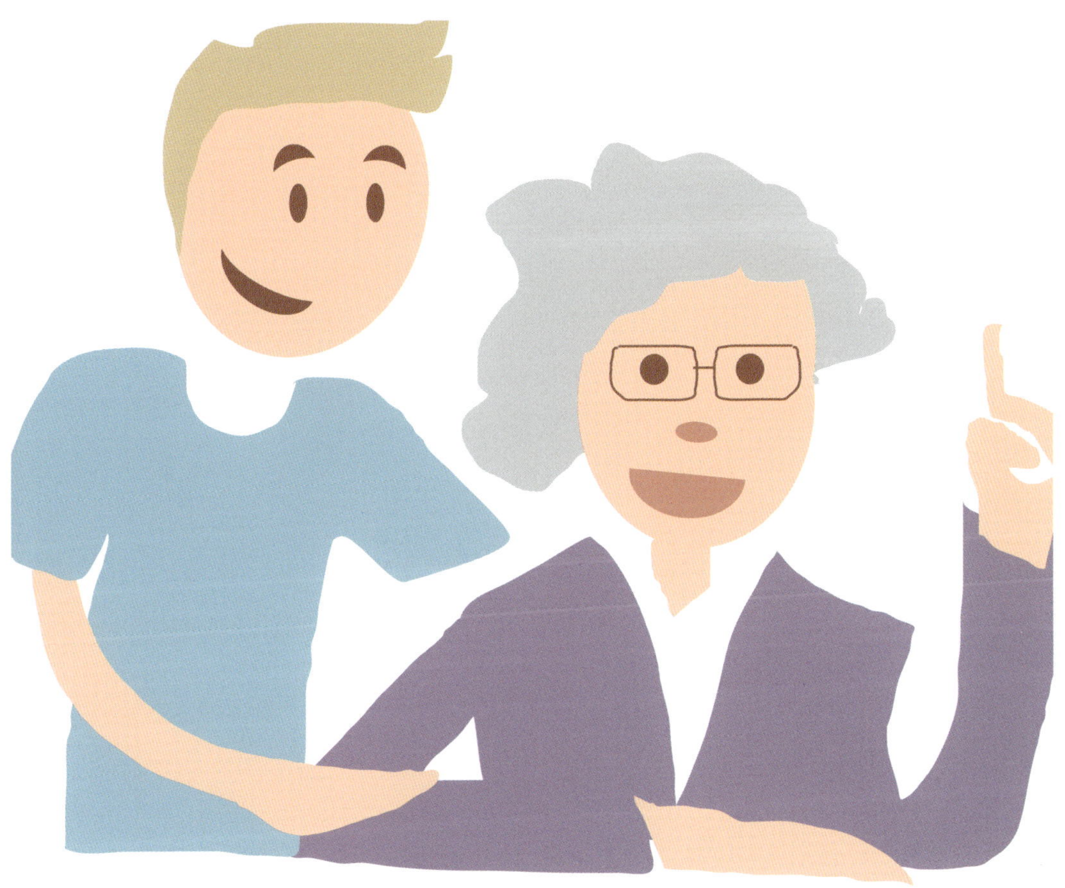

Es geht niemals darum, den an Demenz erkrankten Menschen als störendes Element in ein bestehendes System (Altenheim, Krankenhaus …) einzupassen.

Ganz im Gegenteil! Es geht darum, seine Einzigartigkeit zu erkennen und innerhalb der bestehenden Rahmenbedingungen dafür zu sorgen, dass diese weiter erhalten und gefördert wird. Grundlegend hierfür sind

- Interesse an dem Menschen,
- Respekt vor dem Menschen,
- die Bereitschaft und Fähigkeit, sich auf andere Lebenswelten einzulassen.

Dokumentation der Unterstützungsbedarfe

E1b: „Die Pflegedokumentation enthält, der Dauer und dem Anlass des pflegerischen Auftrags entsprechend, systematische und konkretisierende Hinweise auf mit der Demenz einhergehende **Unterstützungsbedarfe** in der Beziehungsgestaltung."

1.6

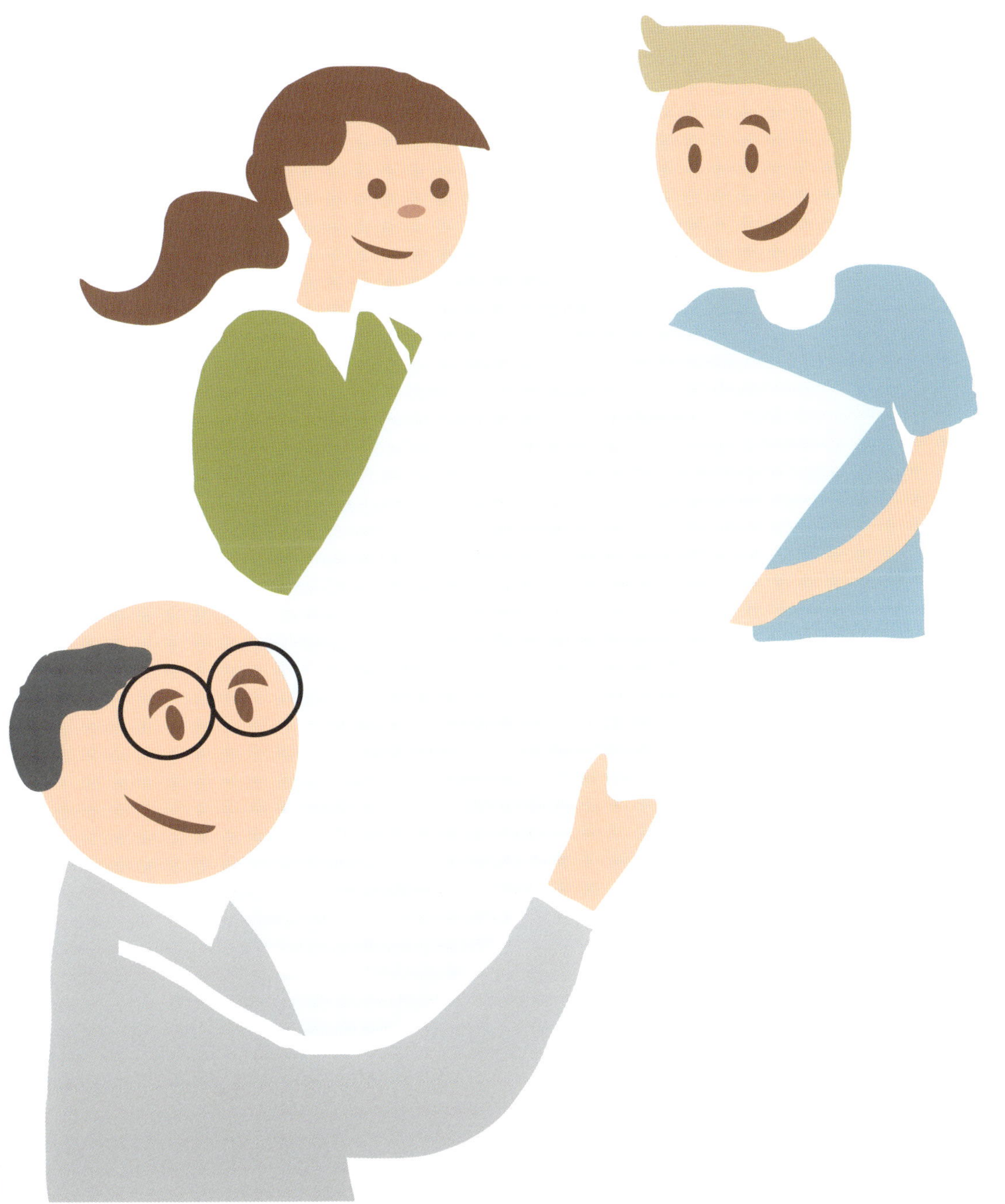

Medizinische Diagnosen, Anzeichen einer Demenz und die individuellen Beziehungsbedarfe werden dokumentiert, sind für alle beteiligten Personen einsehbar und an den behandelnden Arzt weitergeleitet.

2

MASSNAHMEN-PLANUNG

Kompetenz zur Planung und Koordination

S2a: „Die Pflegefachkraft verfügt über **Kompetenzen zur Planung und Koordination** von beziehungsfördernden und -gestaltenden Maßnahmen der Pflege von Menschen mit Demenz."

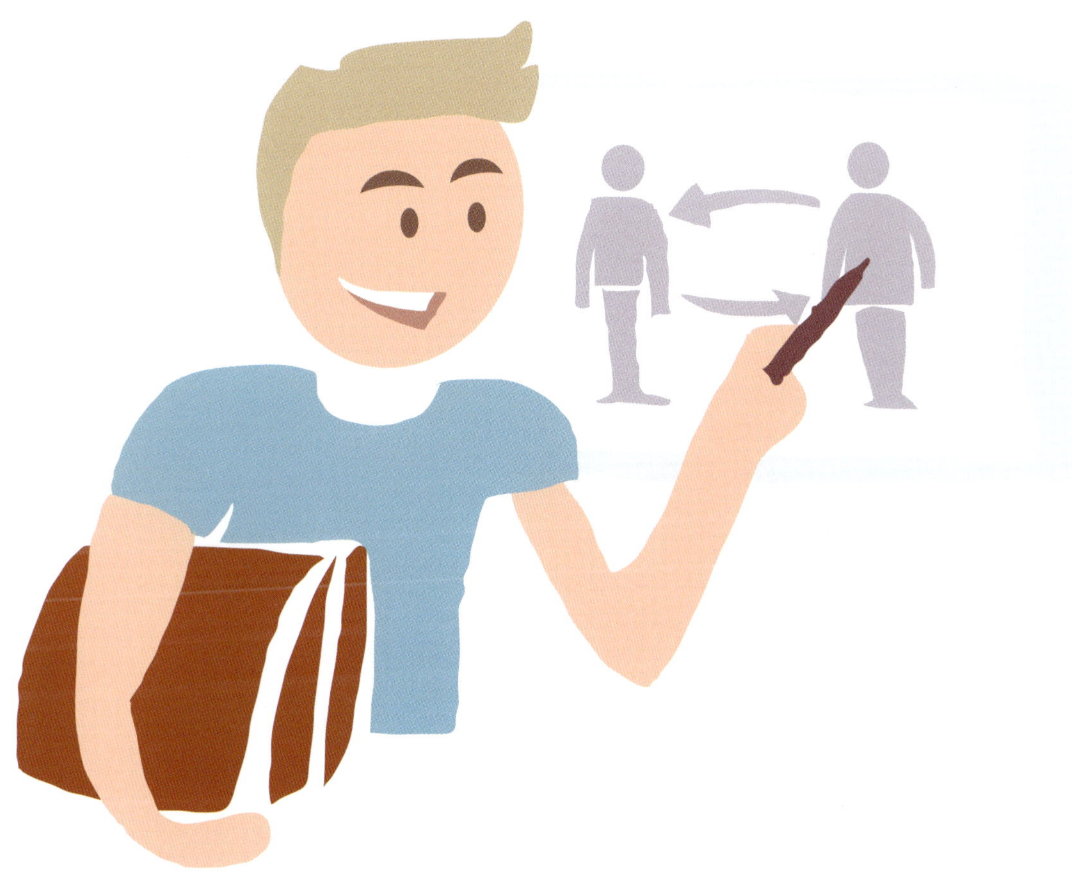

Um ein person-zentriertes Handeln

- zu planen,
- zu koordinieren,
- durchzuführen,
- und zu validieren,

ist eine solide Basis von Wissen und Kompetenzen aus verschiedenen Bereichen notwendig.

Diese Bereiche sind:

- Wissen über die verbale und nonverbale Interaktion und Kommunikation.
- Fachwissen über die unterschiedlichen Formen der Demenz und deren unterschiedlichen Phasen des Verlaufs.
- Fachwissen über die Wirkung und Nebenwirkungen der verschiedenen Medikamente und deren Wirkung auf das Verhalten von Menschen mit Demenz.
- Teamfähigkeit und die Bereitschaft und Kompetenz zur internen und externen Kommunikation.

Person-zentrierte Pflege als Aufgabe der Einrichtung

S2b: „Die Einrichtung stellt sicher, dass die Pflege von Menschen mit Demenz auf **Basis eines person-zentrierten Konzeptes** gestaltet wird, und verfügt über eine interdisziplinäre Verfahrensregelung, in der die Zuständigkeiten für beziehungsfördernde und -gestaltende Angebote definiert sind."

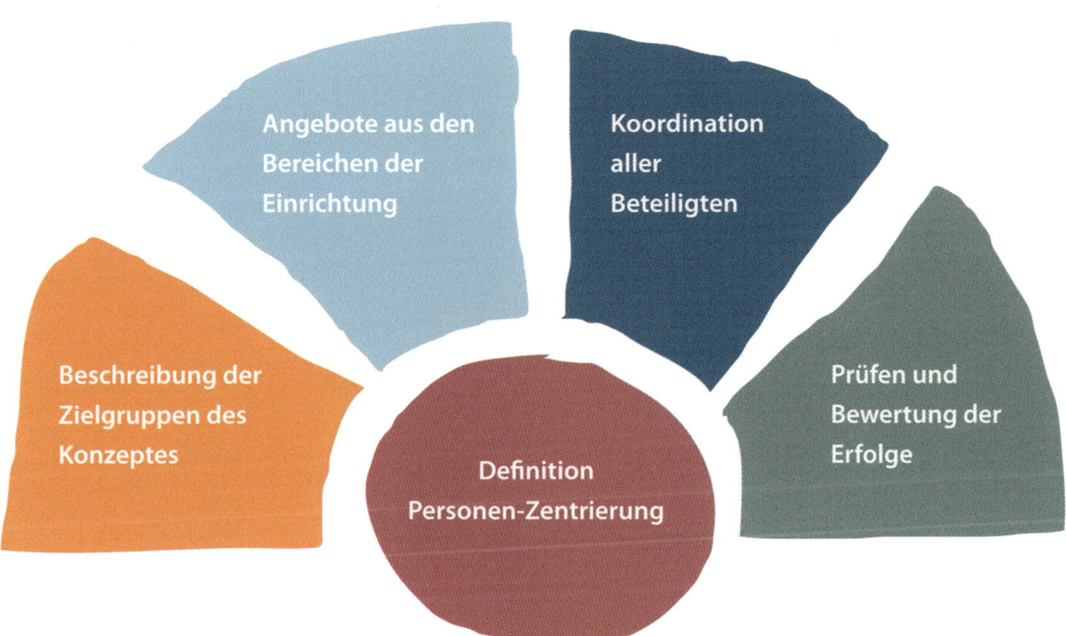

Dieses Konzept umfasst fünf Abschnitte:

- die Definition des Begriffs „Person-Zentrierung",
- Beschreibung der Zielgruppen des Konzeptes,
- die verschiedenen Angebote aus den Bereichen der Pflege, Betreuung, Küche, Haustechnik, Verwaltung, um die Person-Zentrierung zu ermöglichen und zu fördern,
- Regelung der Prozesse und Beschreibung der zur Verfügung stehenden Ressourcen, um Teamarbeit und die Koordination aller Beteiligten zu ermöglichen und zu fördern. Hier werden auch externe Kooperationspartner und Helfer benannt,
- um die Erfolge zu prüfen und zu bewerten, sind zum Beispiel Pflegevisiten, Mitarbeitergespräche, Evaluierung von Fort- und Weiterbildung wichtig. Dies kann eine strukturierte Personalentwicklungsstrategie fördern.

Maßnahmenplanung auf Basis einer Verstehenshypothese

P2: „Die Pflegefachkraft plant auf **Basis einer Verstehenshypothese** unter Einbeziehung des Menschen mit Demenz und seiner Angehörigen sowie den beteiligten Berufsgruppen individuell angepasste beziehungsfördernde und -gestaltende Maßnahmen."

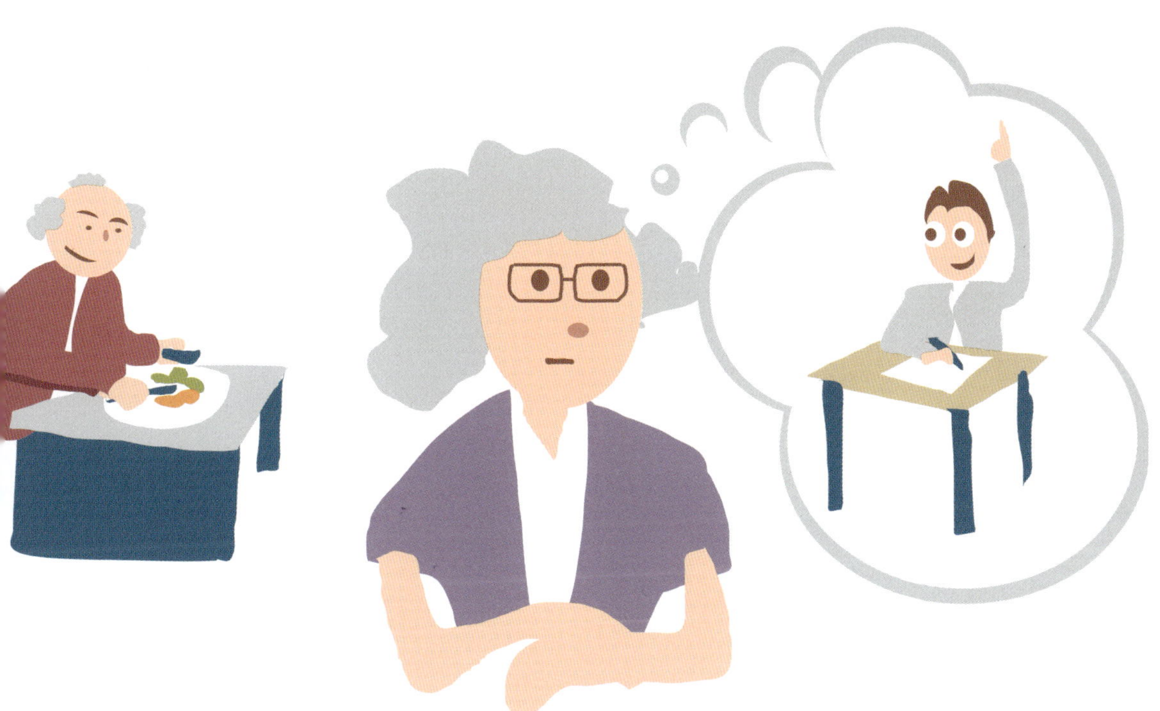

Um diese Maßnahmen individuell für den an Demenz erkrankten Menschen zu planen, ist es entscheidend, seine Welt zu verstehen, in der er gerade lebt. So kann zum Beispiel eine ehemalige Lehrerin davon überzeugt sein, dass es sich bei dem Speisesaal, in dem sie gerade sitzt, um ihren Klassenraum handelt und dass ihre Mitbewohnerinnen und Mitbewohner ihr Schülerinnen und Schüler sind.

Vor diesem Hintergrund ergibt ihr Verhalten und ihre Stimmung dann auf einmal Sinn. Ihre strengen Zurechtweisungen gelten nicht der singenden Bewohnerin nebenan, sondern – nun verständlicher Weise – der störenden Schülerin. Genauso erklärbar ist auch ihre absolute Ablehnung und Wut darüber, dass in diesem Raum Essen serviert und gegessen wird. Denn Essen im Klassenraum war immer ein absolutes Tabu.

Wichtig ist, dass diese subjektive Welt des an Demenz erkrankten Menschen sich jederzeit ändern kann und die Mitarbeiterinnen und Mitarbeiter immer sehr sensibel darauf reagieren müssen. Sie müssen ständig in der Lage sein, die geltenden Grenzen des NORMALEN infrage zu stellen, und ein Gespür dafür entwickeln, wie losgelöst von dieser Normalität die Welt des demenziell erkrankten Gegenübers gerade aussieht.

Nur auf der Grundlage dieses Wissens ist es möglich, individuelle und jeweils an die Situation angepasste beziehungsfördernde und -gestaltende Maßnahmen zu planen.

Distribution der Maßnahmenplanung

E2: „Eine person-zentrierte, die identifizierten Unterstützungsbedarfe und mögliche fluktuierende Zustände berücksichtigende **Maßnahmenplanung liegt vor und ist allen an der Pflege des Menschen mit Demenz beteiligten Personen bekannt**."

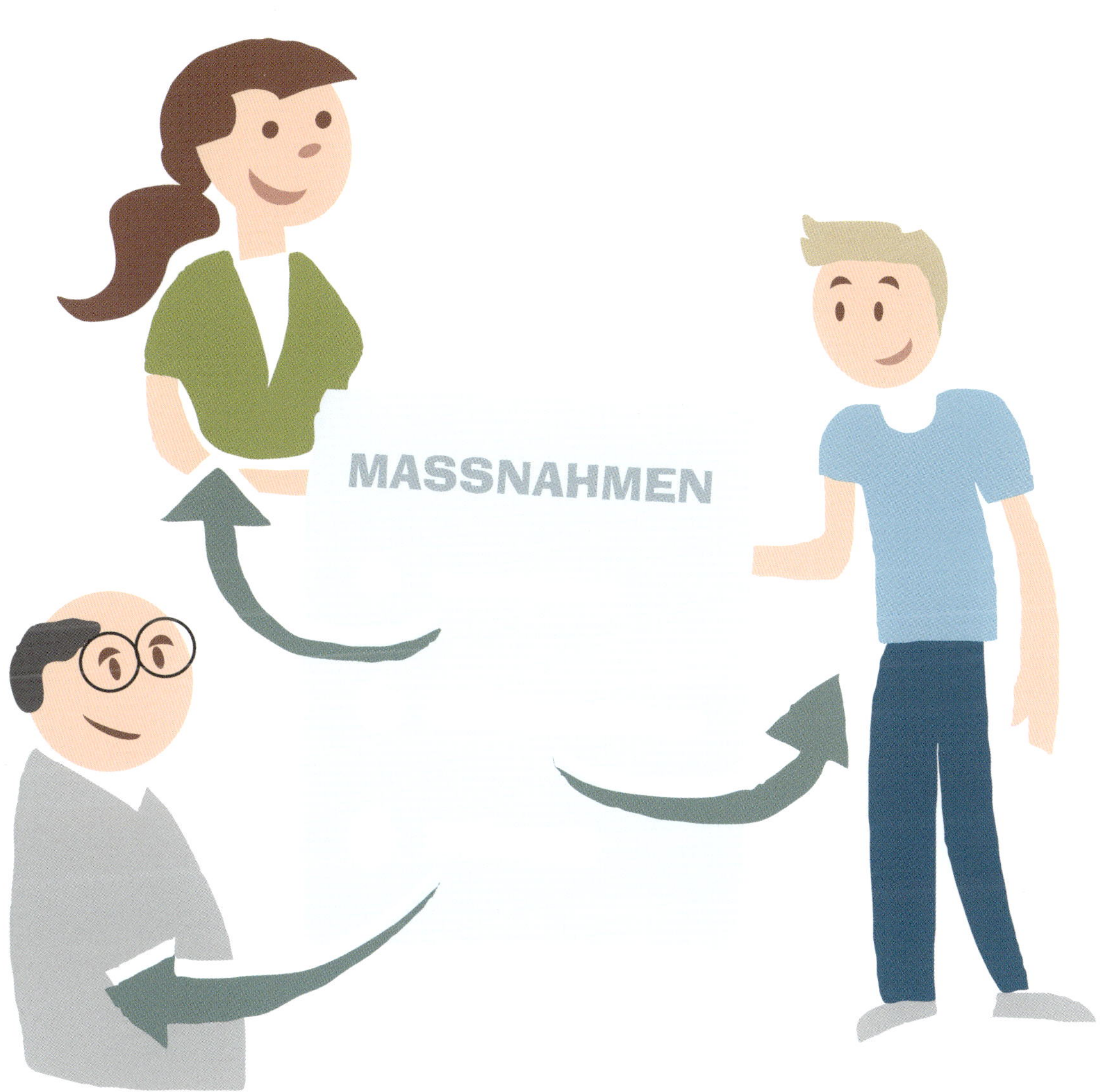

Die Pflegeplanung liegt vor und ist allen Beteiligten zugänglich. Sie enthält beziehungsfördernde und -gestaltende Maßnahmen, die auf die individuellen Bedürfnisse und Veränderungen des Betroffenen zugeschnitten sind. Aus der Planung geht auch hervor, wer für die jeweiligen Maßnahmen zuständig ist.

3 INFORMATION DER BETEILIGTEN

Aktives Beratungsangebot durch die Pflegekraft

S3a: „Die Pflegefachkraft verfügt über Wissen und Kompetenzen zur **Information, Anleitung und Beratung über beziehungsfördernde und -gestaltende Angebote** sowie deren Einbindung in Alltagssituationen."

3.1

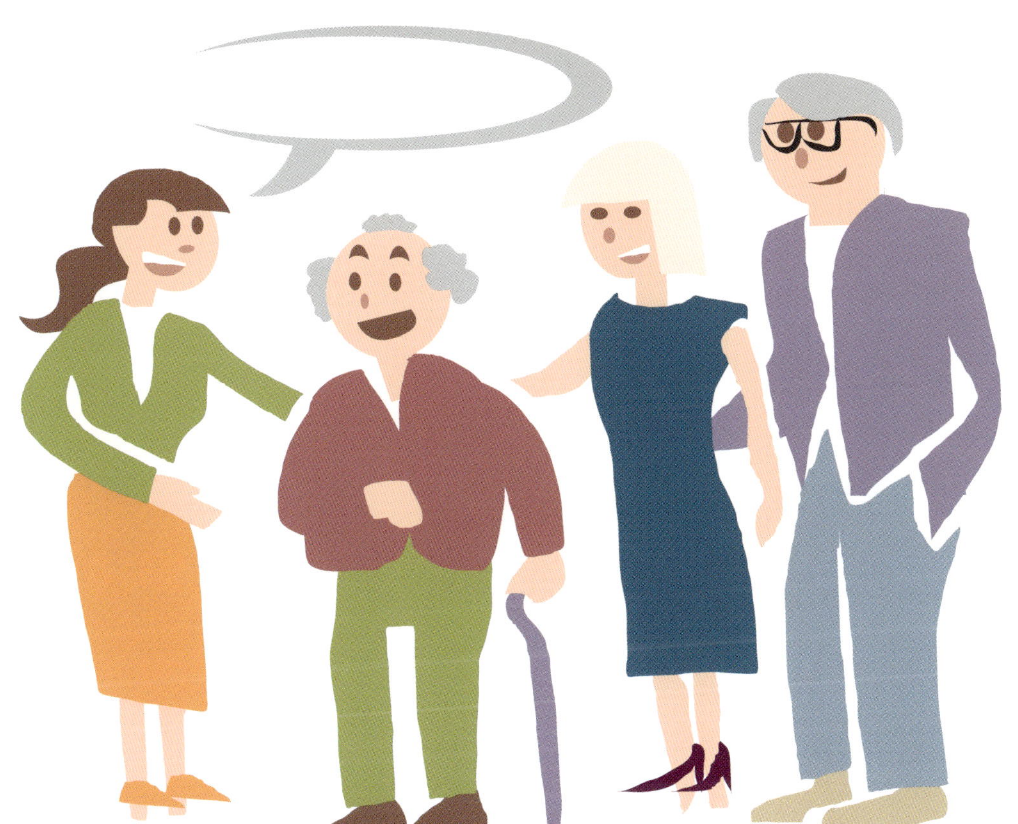

Information, Anleitung und Beratung durch die Pflegefachkraft beziehen sich nicht nur auf den an Demenz erkrankten Menschen, sondern auch auf dessen Angehörige. Hierbei darf die Pflegefachkraft nicht darauf vertrauen, dass die Angehörigen von sich aus auf sie zukommen, um diese Informationen einzuholen. Vielmehr muss die Pflegefachkraft auf die betroffenen Personen zugehen und ihnen diese Beratung anbieten.

- Information bedeutet dabei, das jeweils konkret benötigte Wissen zur Verfügung zu stellen.
- Anleitung bedeutet, in konkreten Handlungssituationen zu begleiten, Hilfestellungen zu geben und diese zu reflektieren. Gerade im täglichen Miteinander ist es wichtig, dass die Angehörigen dabei unterstützt und begleitet werden. Dass sie ein Verständnis dafür entwickeln können, welche Auswirkungen die Krankheit auf die Interaktion, Kommunikation und Beziehungsgestaltung des an Demenz erkrankten Menschen hat.
- Beratung bedeutet nicht, vorgefertigte Lösungen anzubieten, sondern den an Demenz erkrankten Menschen und sein Umfeld in die Lage zu versetzen, die für sie passenden Lösungen selbst zu erarbeiten.

Nicht vergessen werden darf bei der Beratung, dass auch der an Demenz erkrankte Mensch, seine Angehörigen und sein Umfeld über sehr wichtiges Wissen verfügen. Der gesamte Prozess der Information, Anleitung und Beratung ist immer ein gemeinsamer und wechselseitiger und niemals eindimensional.

Beratungsunterstützung durch die Einrichtung

S3b: „Die Einrichtung schafft Rahmenbedingungen für **individuelle Information, Anleitung und Beratung von Angehörigen** und stellt zielgruppenspezifische Materialien über beziehungsfördernde und -gestaltende Maßnahmen zur Verfügung."

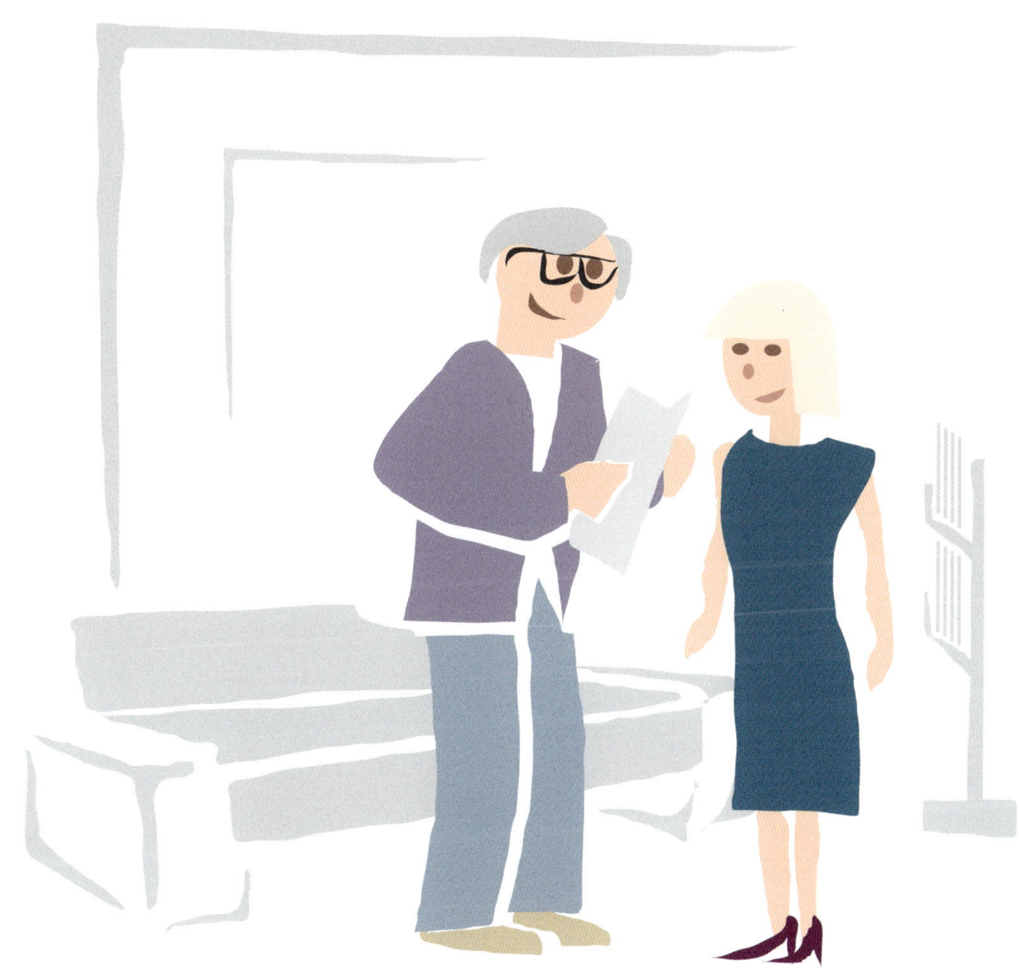

Hier sind drei Punkte zu nennen:

- räumliche Voraussetzungen: ein Raum, in dem in angenehmer und ruhiger Atmosphäre Gespräche stattfinden können,
- Informationen: durch Flyer, Broschüren oder eigene Ausarbeitungen, welche die wichtigsten Aspekte konkret auf das eigene Angebot zusammenfassen,
- externe Beratungs- und Hilfestellen: eine Auflistung regionaler Selbsthilfegruppen, Beratungsstellen, Demenznetzwerke oder Kursangebote.

Beratung des an Demenz erkrankten Menschen

P3a: „Die Pflegefachkraft **informiert, leitet an oder berät den Menschen mit Demenz** entsprechend seiner Fähigkeiten über beziehungsfördernde und -gestaltende Angebote."

3.3

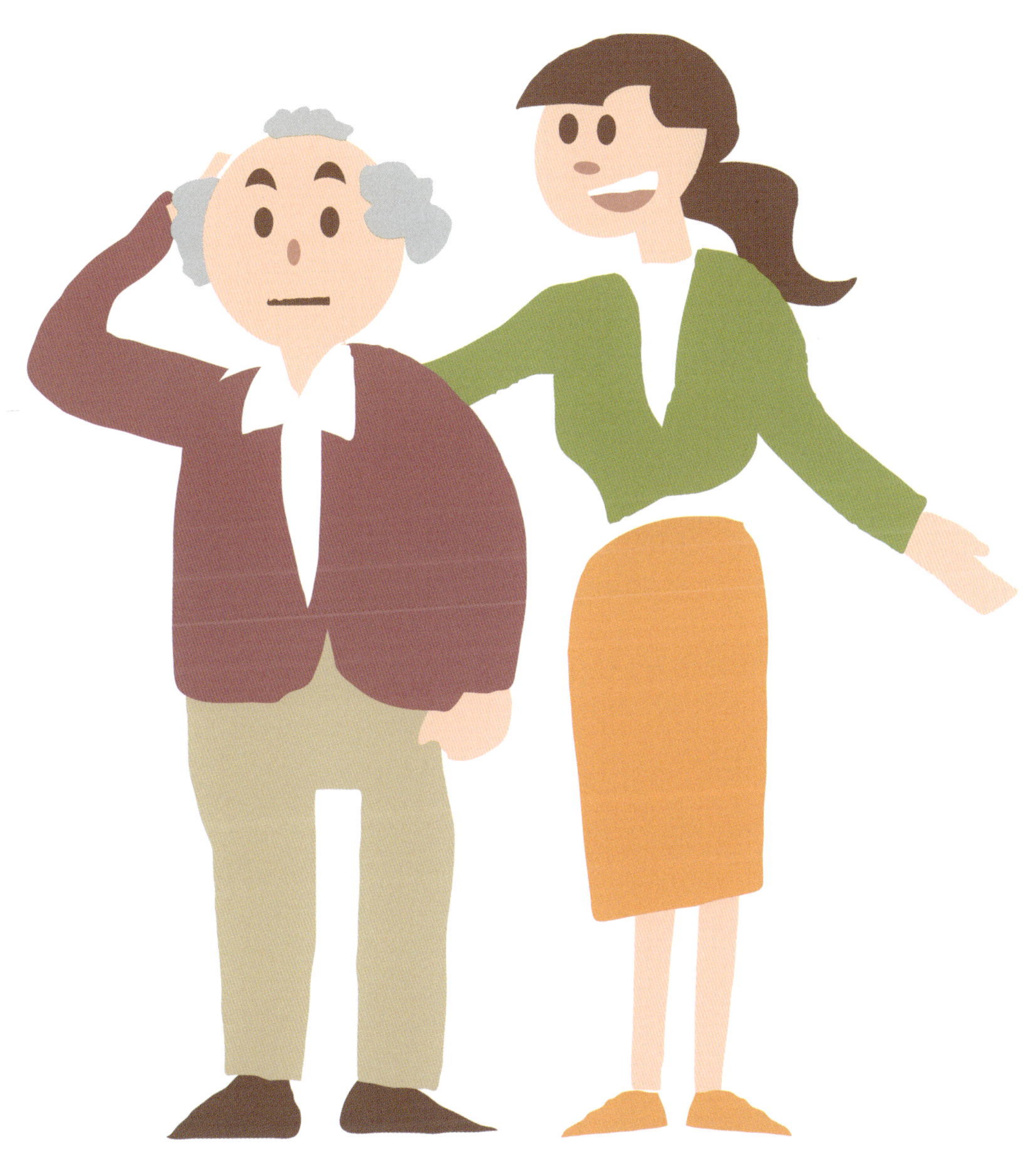

Die Information und Beratung darf niemals über den an Demenz erkrankten Menschen hinweg geschehen. Er ist mit seinen individuellen Bedürfnissen und Wünschen zu jeder Zeit – auch bei einer fortgeschrittenen Demenz – und soweit dies möglich ist, in die täglichen Entscheidungen einzubeziehen.

Beratung der Angehörigen

P3b: „Die Pflegefachkraft **informiert, leitet an und berät die Angehörigen** proaktiv und anlassbezogen über beziehungsfördernde und -gestaltende Maßnahmen in Alltags- und Ausnahmesituationen."

3.4

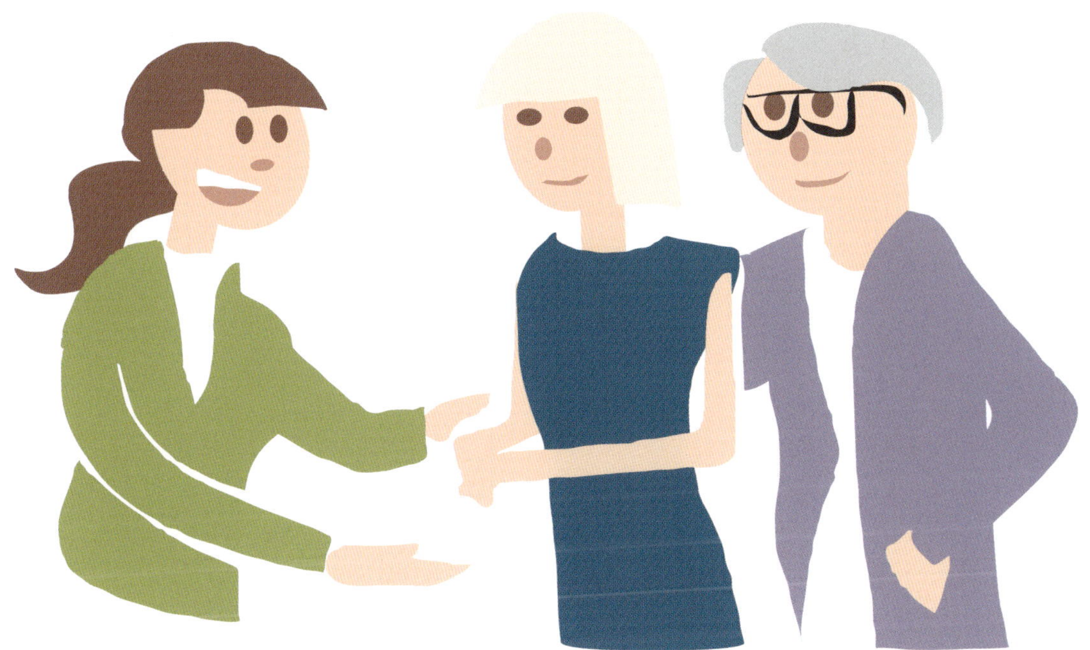

Angehörige sind wichtige Partner im Pflegeprozess. Sie kennen die Geschichte ihres betroffenen Verwandten und zahlreiche seiner Lebensgeschichten, seine Vorlieben und Abneigungen und haben eine emotionale Beziehung zu ihm. Das alles sind wertvolle Ressourcen für den täglichen Pflegeprozess. Diese enge Verbindung birgt aber auch Gefahren für das tägliche Zusammenleben mit dem Betroffenen und kann dazu führen, dass Angehörige ihre eigenen Grenzen des Leistbaren nicht erkennen und überschreiten.

Aufgabe der Pflegefachkraft ist es, die Angehörigen in den Pflegeprozess einzubeziehen und ihnen das notwendige Wissen über die Veränderungen, Bedürfnisse und Möglichkeiten des an Demenz erkrankten Menschen zu vermitteln, damit diese sein Verhalten besser verstehen und einordnen können. Die Pflegefachkraft soll hierbei vorausschauend die Angehörigen beraten, informieren und dieses Wissen im alltäglichen Zusammenleben immer wieder reflektieren und an konkreten Situationen des Alltags gemeinsam mit ihnen anschauen und besprechen.

Nicht aus den Augen verloren werden darf hierbei die Lebensqualität der Angehörigen. Die Pflegefachkraft sollte erkennen, wenn diese überlastet sind, und Entlastungsangebote aufzeigen können.

Dokumentation von Pflegeangebot und Reaktion

E3a: „Information, Anleitung oder Beratung des Menschen mit Demenz und seine Reaktionen auf das Angebot sind **dokumentiert**."

3.5

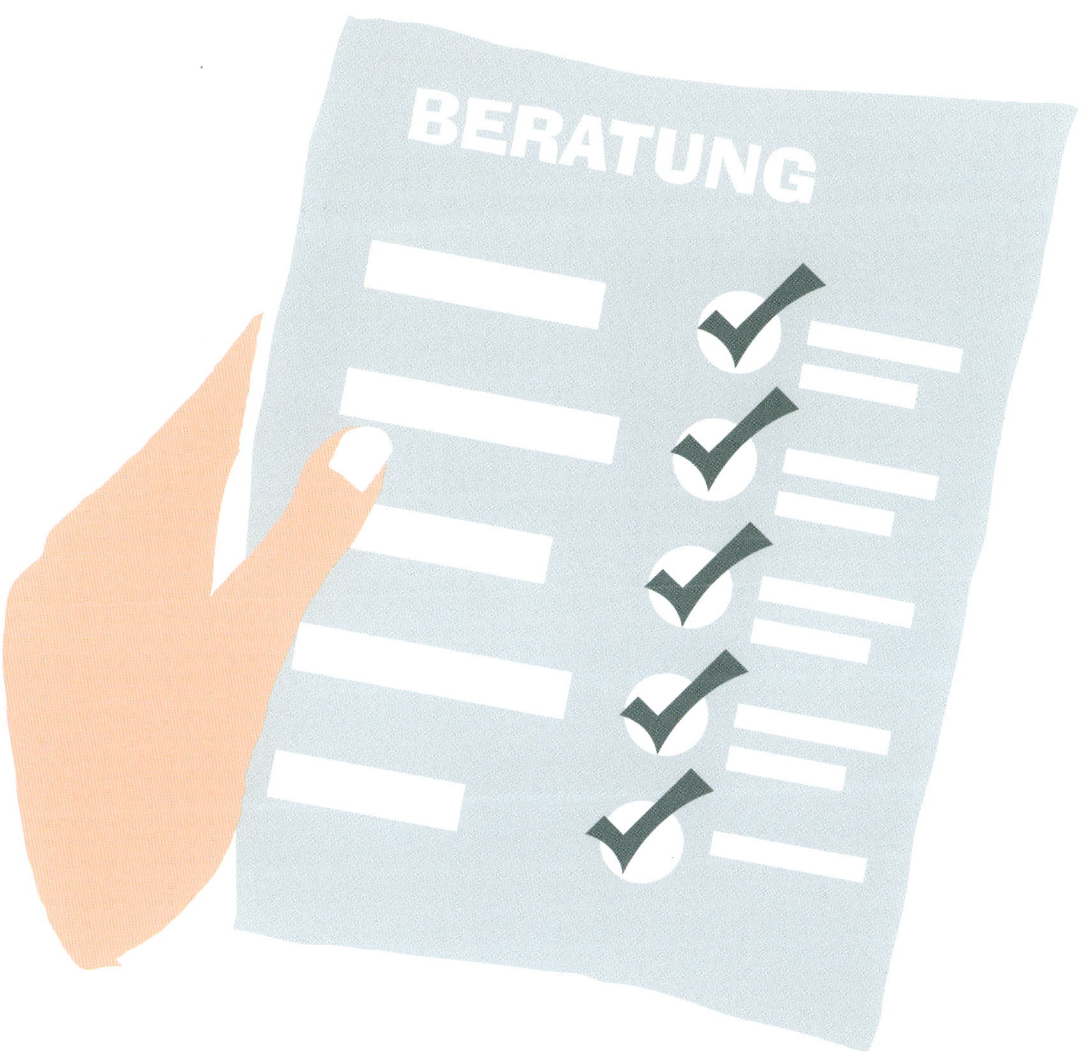

Um die Anleitung und Beratung überprüfen, bewerten und gegebenenfalls anpassen zu können, ist es notwendig, dass diese dokumentiert werden.

Notwendigkeit der Maßnahmen ist den Angehörigen bekannt

E3b: „Die Angehörigen des Menschen mit Demenz kennen die **Notwendigkeit und Bedeutung beziehungsfördernder und -gestaltender Maßnahmen**."

3.6

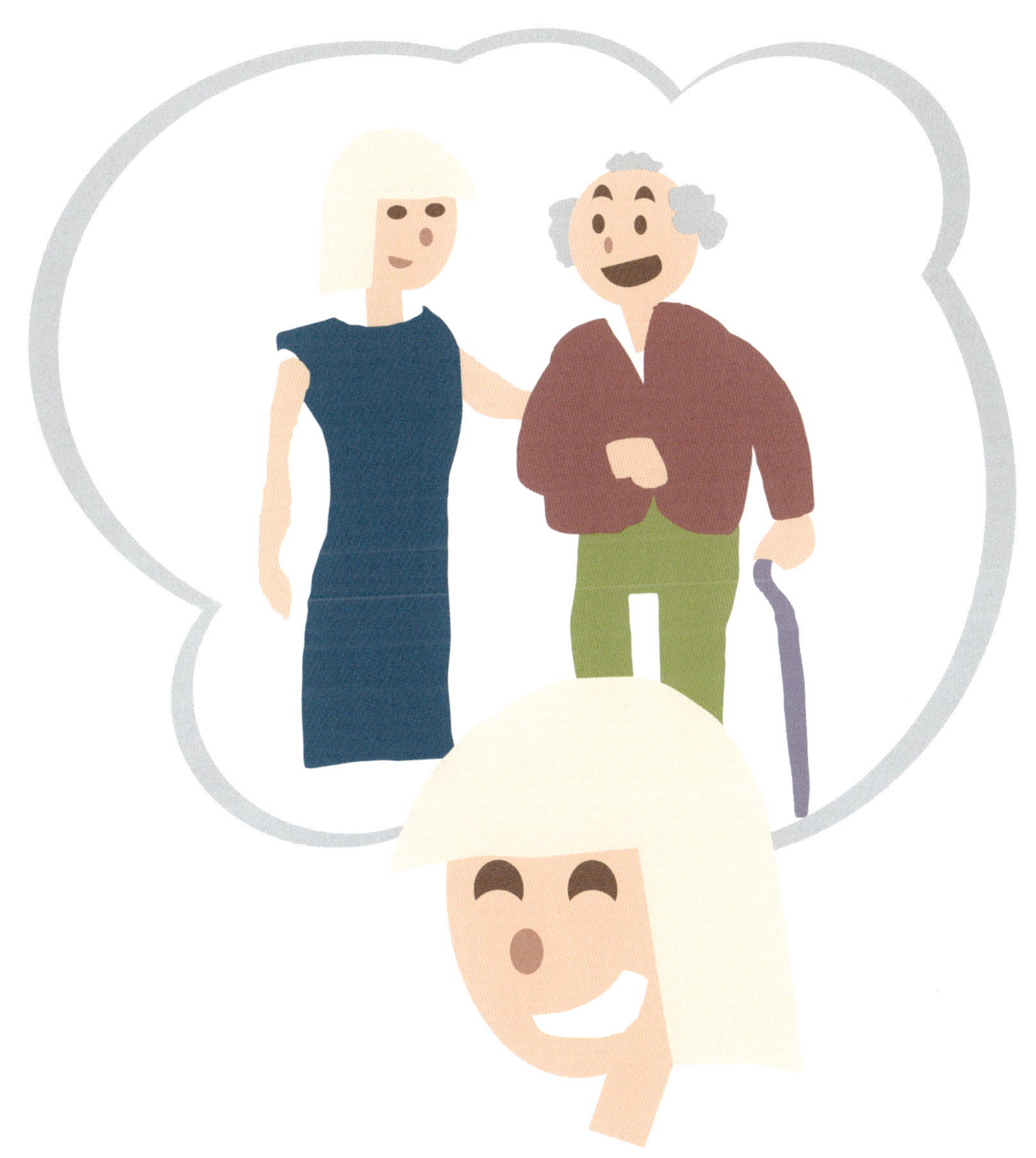

Angehörige sind selbstständig in der Lage, soweit möglich gemeinsam mit dem an Demenz erkrankten Menschen die verschiedenen Situationen des Alltags zu gestalten und zu reflektieren. Darüber hinaus verfügen sie über die Kompetenz zur Selbstsorge und kennen Strategien und Hilfsangebote im Falle der eigenen Überlastung.

4 DURCHFÜHRUNG BEZIEHUNGS-FÖRDERNDER PFLEGE

Ausrichtung der Pflege auf beziehungsfördernde Angebote

S4a: „Die Pflegefachkraft kennt **beziehungsfördernde und -gestaltende Angebote** und ist in der Lage, die Pflege von Menschen mit Demenz darauf auszurichten."

4.1

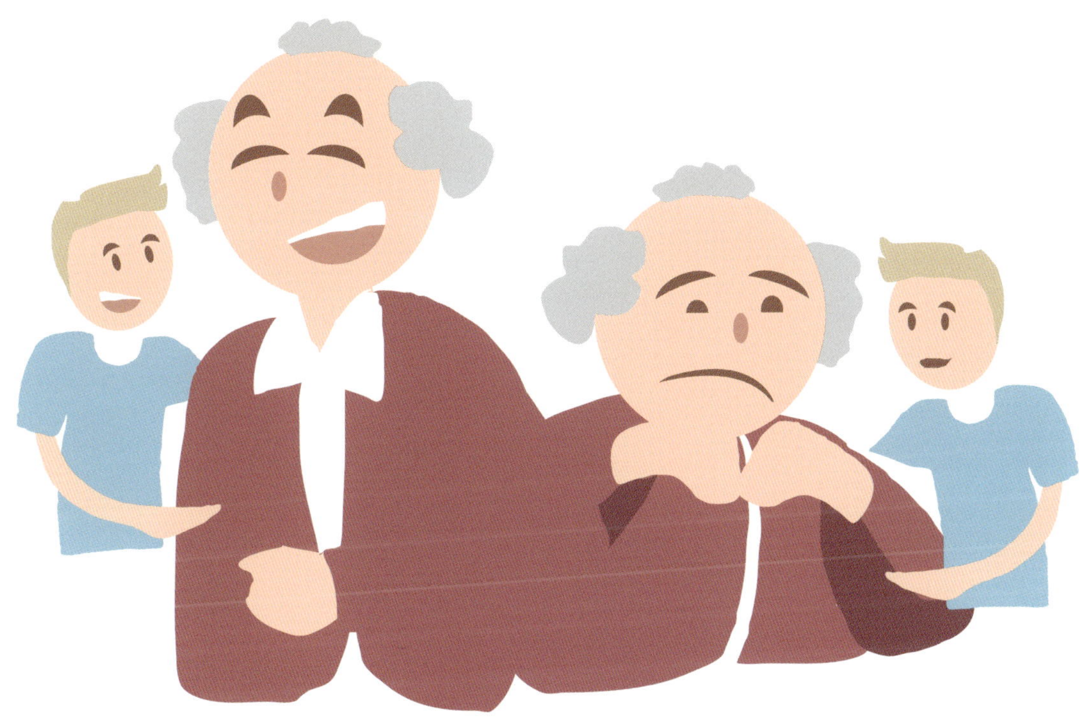

Die Pflegefachkraft stellt bei der Planung des Alltags des an Demenz erkrankten Menschen dessen aktuelle Gefühle, seine Befindlichkeiten und Wünsche in den Mittelpunkt ihres pflegerischen Handelns. Sie ist in der Lage:

- die aktuelle und individuelle Realität des an Demenz erkrankten Menschen zu erkennen und auf diese zu reagieren,
- ihm soziale Teilhabe zu ermöglichen,
- einen lebendigen, gemeinsamen Alltag zu gestalten, in dem das gemeinsame und wechselseitige Handeln von besonderer Bedeutung ist,
- ihr erlangtes Fachwissen über das Erleben, das Reagieren, die Bedürfnisse und die Ziele des Menschen mit Demenz in den Pflegealltag zu integrieren,
- Wahrnehmungseinschränkungen des an Demenz erkrankten Menschen zu erkennen und ihr Handeln darauf einzustellen.

Bereitstellung notwendiger Ressourcen durch die Einrichtung

4.2

S4b: „Die Einrichtung schafft **Rahmenbedingungen** für personzentrierte, beziehungsfördernde und -gestaltende Angebote und sorgt für einen **qualifikationsgemäßen Kenntnisstand** aller an der Pflege Beteiligten."

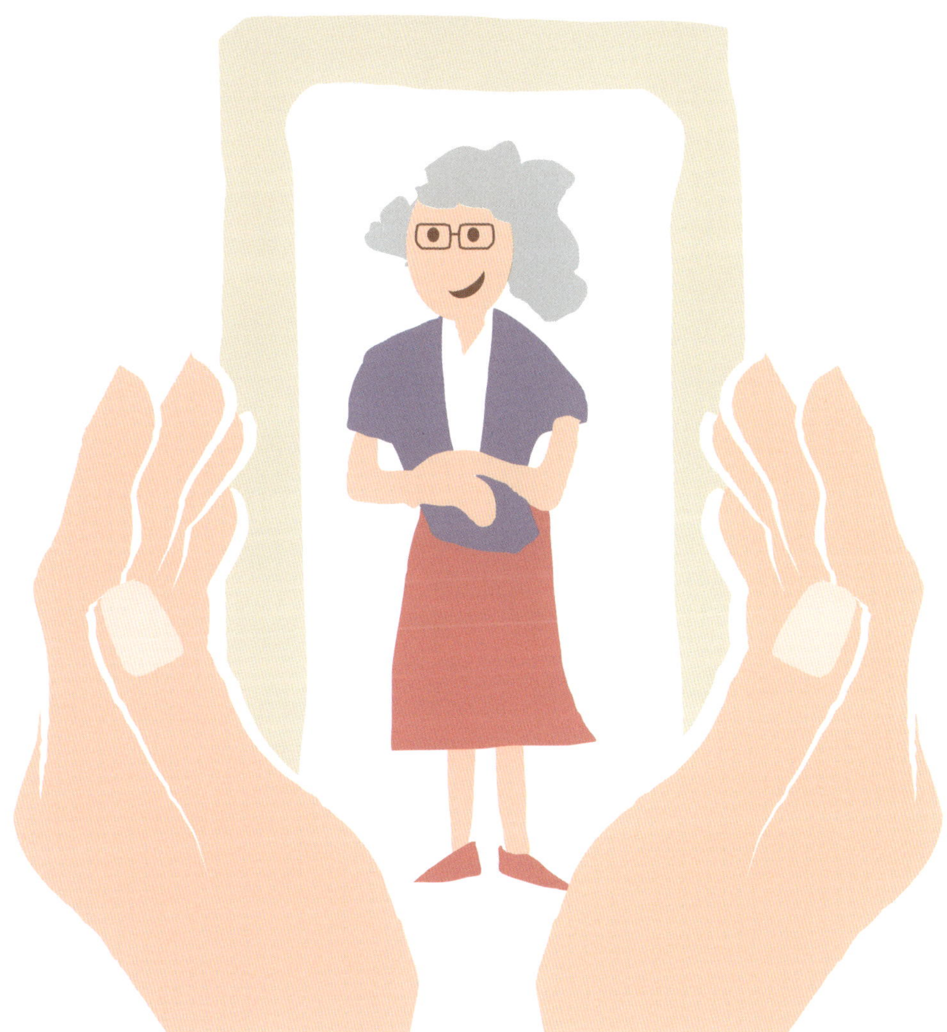

Die Einrichtung stellt die notwendigen Ressourcen zur Verfügung, damit alle an der Pflege Beteiligten ihre Aufgaben im Sinne des Expertenstandards erbringen können.

Hierzu zählen vor allem:

- zeitliche Ressourcen für die täglichen Aufgaben, Teamgespräche, Fallbesprechungen, Reflexionen, Supervisionen, Fort- und Weiterbildungen,
- eine ausreichende personelle Ausstattung sowohl in qualitativer als auch quantitativer Hinsicht,
- gut ausgestattete Räumlichkeiten und Alltagsgegenstände für die tägliche Arbeit,
- eine gute und auf den an Demenz erkrankten Menschen abgestimmte Balance zwischen ausreichender Kontinuität in der Gestaltung des Tagesablaufs, um Sicherheit und Abwechslung zu bieten und um Eintönigkeit und Apathie zu verhindern.

Schwerpunkte des Pflegeangebotes

P4: „Die Pflegefachkraft gewährleistet und koordiniert das **Angebot sowie die Durchführung von beziehungsfördernden und -gestaltenden Maßnahmen**. Gegebenenfalls unterstützt sie andere an der Pflege des Menschen mit Demenz Beteiligte."

LEBENSWELT-ORIENTIERUNG

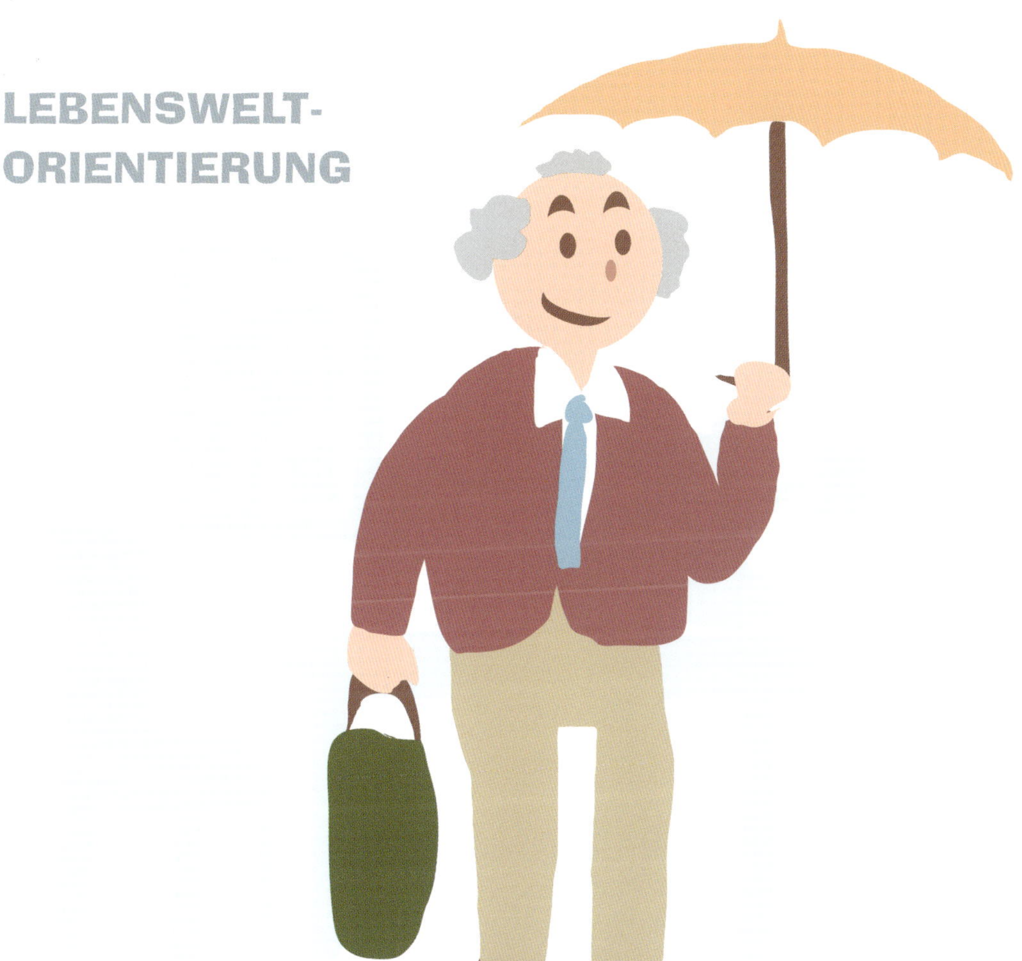

Bei der alltäglichen Pflege des an Demenz erkrankten Menschen sind vier Schwerpunkte zu berücksichtigen:

1. **Lebensweltorientierung – die Berücksichtigung alter und vertrauter Erfahrungen und Gewohnheiten**

- Die Gestaltung des Alltags durch gewohnte Zeitabläufe, Hilfsmittel oder Rituale, wie zum Beispiel die Nachtmahlzeit für den Taxifahrer, die alte, bekannte Kaffeetasse oder die Zigarette nach dem Mittagessen.
- Die Gestaltung des räumlichen Umfeldes durch vertraute Gegenstände, wie Möbel, Bilder, alte Sammlungen oder die immer griffbereite Handtasche.
- Die Gestaltung des Alltags, etwa durch gemeinsames Kochen, einen individuell gedeckten Tisch, individuell wichtige kulturelle Ereignisse, wie Gottesdienste, Sportveranstaltungen und jahreszeitliche Ereignisse.

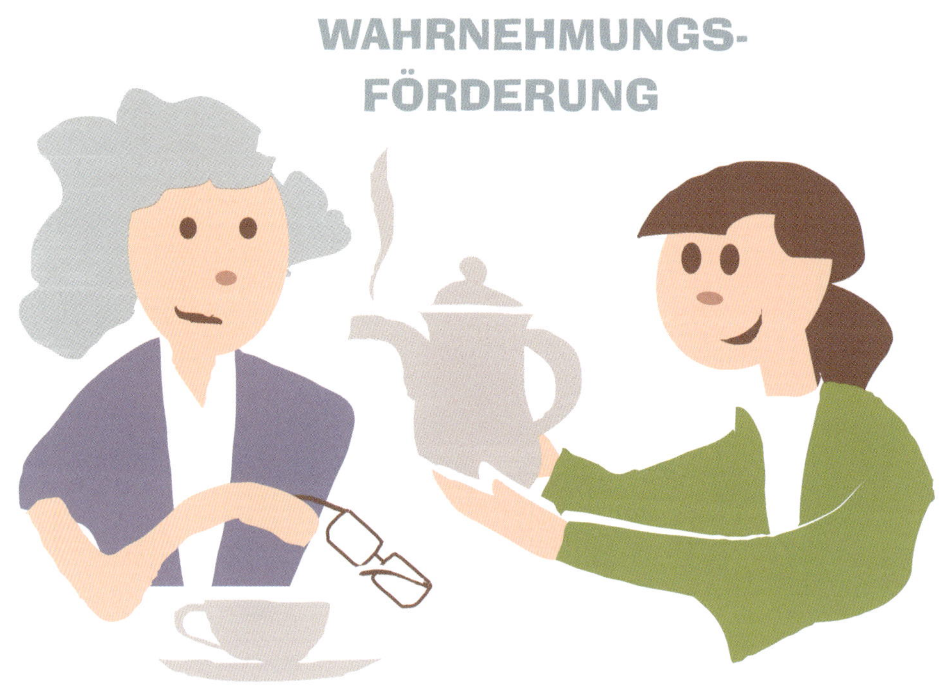

2. Wahrnehmungsförderung

- Unterstützung der Wahrnehmung durch Hilfsmittel, wie Brille, Hörgerät oder Zahnprothese.
- Eine an den Bedürfnissen und Fähigkeiten des an Demenz erkrankten Menschen ausgerichtete Kommunikation. Diese muss auf Augenhöhe erfolgen und darf ihn weder überfordern noch infantilisieren. Es braucht Zeit, um aufmerksam und aktiv zuzuhören und gegebenenfalls das Verstandene nochmals zusammenzufassen und den Betroffenen zur Kommunikation zu ermutigen. Ungeduld oder Unverständnis als emotionale Tönung in der eigenen Stimme beeinflussen die Pflegesituation erheblich und sollten vermieden werden.
- Spezielle und individuelle auf den einzelnen Menschen passende Förderungen wie der Kaffeeduft zur Orientierung, dass es Frühstück gibt, oder basale Stimulation zur Körperorientierung.
- Ganz wichtig ist das Vermeiden von Störungen und Irritationen, die der an Demenz erkrankte Mensch nicht einordnen oder erklären kann. Gute Beispiele sind hier zu laute und planlos laufende Fernseher oder Radios mit unpassenden Sendungen oder Liedern.

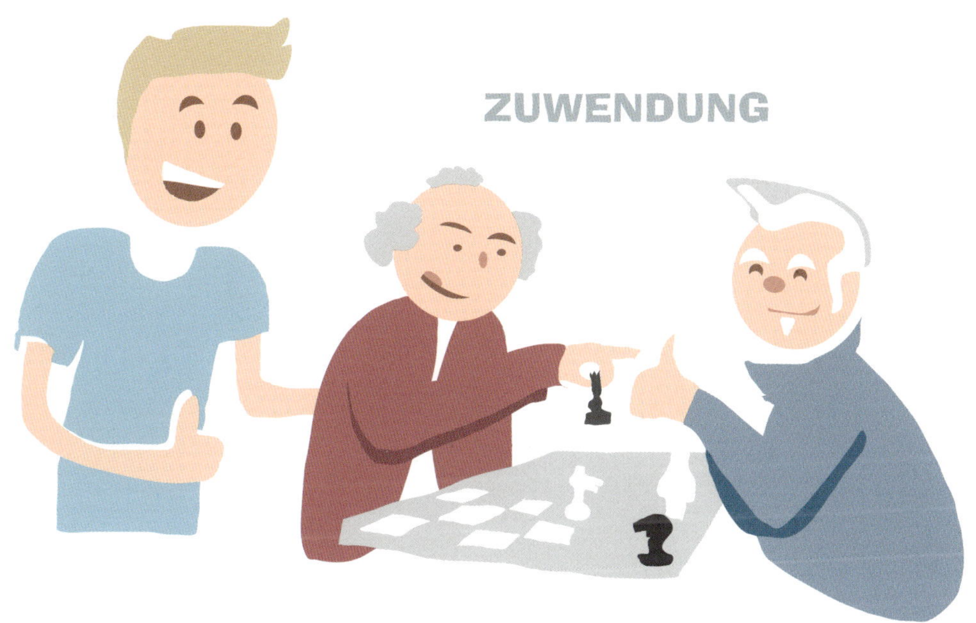

3. Wertschätzung und Zuwendung

- Im Nahfeld des an Demenz erkrankten Menschen sollte eine vertraute Bezugsperson erlebbar sein.
- Die Anwesenheit der Bezugsperson sollte eine gewisse Kontinuität aufweisen und sie sollte nicht ständig wechseln.
- Auf die subjektive Realität muss situationsbedingt reagiert werden. Hier gibt es drei Möglichkeiten, die der Pflegefachkraft bekannt sein müssen und die sie überlegt und bewusst nutzen sollte:
  - Dies kann realitätsorientierend sein: „Sie sind hier im Krankenhaus."
  - Oder validierend: „Ihnen fehlt Ihre Mutter."
  - Oder die Realität des an Demenz erkrankten Menschen akzeptierend: „Ich verscheuche die Spinne, damit Sie schlafen können."
- Wertschätzung wird auch durch die persönliche Ansprache und das Ansprechen individueller Aspekte des an Demenz erkrankten Menschen hergestellt, wie zum Beispiel seine Familie, seine Werte und Vorlieben oder besondere Lebensereignisse.
- Wichtig ist auch, die Teilhabe an sozialen Ereignissen wie Kaffeeklatsch, Männerrunden, gemeinsames Singen oder Spielen zu ermöglichen.
- Angehörige oder andere Personen werden, soweit gewünscht, in den Alltag mit einbezogen. Hierbei ist immer auf eine gute Balance zu achten, wie viel Nähe und Distanz sowohl der an Demenz erkrankte Mensch als auch sein Gegenüber braucht oder aushalten kann.

4. Spezifische Maßnahmen

- Begegnung und Zusammenleben mit Hunden,
- Singen, Musik und Tanz,
- Einsatz von Puppen.

Durchführung und Dokumentation

E4: „Die Pflege des Menschen mit Demenz wird **beziehungsfördernd und -gestaltend** durchgeführt."

4.4

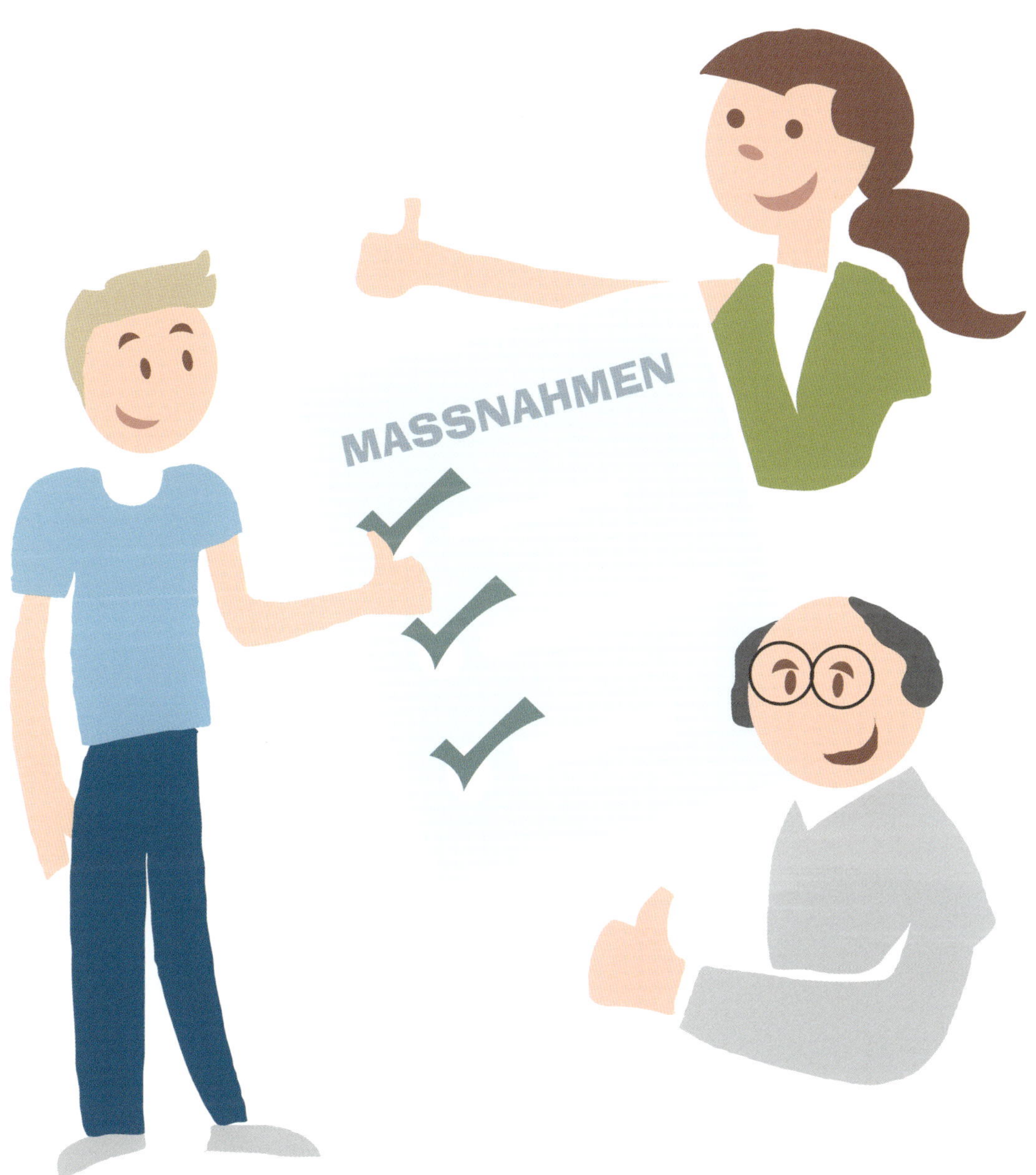

Die Durchführung oder Nichtdurchführung individueller beziehungsfördernder und -gestaltender Maßnahmen, deren Evaluation und daraus resultierende Veränderungen sind für alle an der Versorgung beteiligten Personen nachvollziehbar dokumentiert.

5

ERHALT UND FÖRDERUNG DER VERBUNDENHEIT

Überprüfung und Anpassung des Pflegeangebotes durch die Pflegekraft

S5a: „Die Pflegefachkraft verfügt über das Wissen und die Kompetenz zur Evaluation beziehungsfördernder und -gestaltender Pflege."

5.1

Aufgrund des umfassenden Wissens der Pflegefachkraft über den an Demenz erkrankten Menschen,

- seine Bedürfnisse,
- seine Vorlieben,
- sich daraus ergebende Bedürfnisse,
- seine Biografie,
- seine Lebenswelt,
- die pflegerische Situation,
- seine gesundheitliche Situation

kann sie

- seine aktuelle Situation einschätzen,
- Ziele daraus entwickeln und
- die zu diesen Zielen führenden Maßnahmen erarbeiten.

Die so entstandene Pflegeplanung kann sie regelmäßig mit den anderen am Pflegeprozess beteiligten Personen auf ihre weitere Gültigkeit prüfen und auf die jeweils aktuelle Situation in der täglichen Pflege anwenden beziehungsweise verändern, falls nötig.

Wenn bei fortgeschrittener Demenz der Erkrankte nicht mehr in der Lage ist, selbst Auskunft über sein Wohlbefinden zu geben, verfügt die Pflegefachkraft über das Wissen und die Erfahrung, Rückschlüsse aus seinem Verhalten auf sein Wohlbefinden zu ziehen.

Wichtige Aspekte hierbei sind:

- Stimmung und Affekt: Während Stimmungen länger anhaltende Phasen meinen, sind Affekte spontane, durch Anlässe oder besondere Situationen ausgelöste Emotionen, wie Angst, Wut, Freude oder Überraschung. Die Pflegefachkraft ist in der Lage, diese Emotionen schnell zu erkennen und darauf zu reagieren.
- Beziehung und Interaktion: Aufgrund seiner Erkrankung ist es dem betroffenen Menschen nur noch sehr eingeschränkt möglich, mit anderen Personen in Kontakt zu kommen. Da er nicht mehr in der Lage ist, die Ausgangssituation richtig zu deuten und die agierenden Personen einzuordnen, ist für ihn die Begegnung mit anderen Personen häufig mit Unsicherheit und Angst verbunden, sodass er versucht, solche Begegnungen zu vermeiden. Um dies zu verhindern, ist für ihn eine person-zentrierte Beziehung wichtig, die seine Situation, Vorlieben und Werte berücksichtigt und ihm so das Gefühl gibt, angenommen und verstanden zu sein.
- Bestätigung und Eingebunden-Sein: Aufgrund des Wissens über die Biografie und die Vorlieben des an Demenz erkrankten Menschen ist die Pflegefachkraft in der Lage, ihm sinnstiftende Tätigkeiten anzubieten, die ihn nicht überfordern.
- Gefühl von Sicherheit und Geborgenheit: Es geht um die Schaffung eines Umfeldes, in dem sich der an Demenz erkrankte Mensch sicher und geborgen fühlt. Hierbei ist sowohl die Gestaltung seines Umfeldes wichtig als auch seine Beziehung zu den ihn umgebenden anderen Personen.

Die Einrichtung fördert Reflexion zur Verbesserung der Pflege

S5b: „Die Einrichtung stellt sicher, dass die Pflegefachkraft sowie andere an der Pflege Beteiligte ihre **Beziehungsgestaltung zu den Menschen mit Demenz reflektieren können**."

5.2

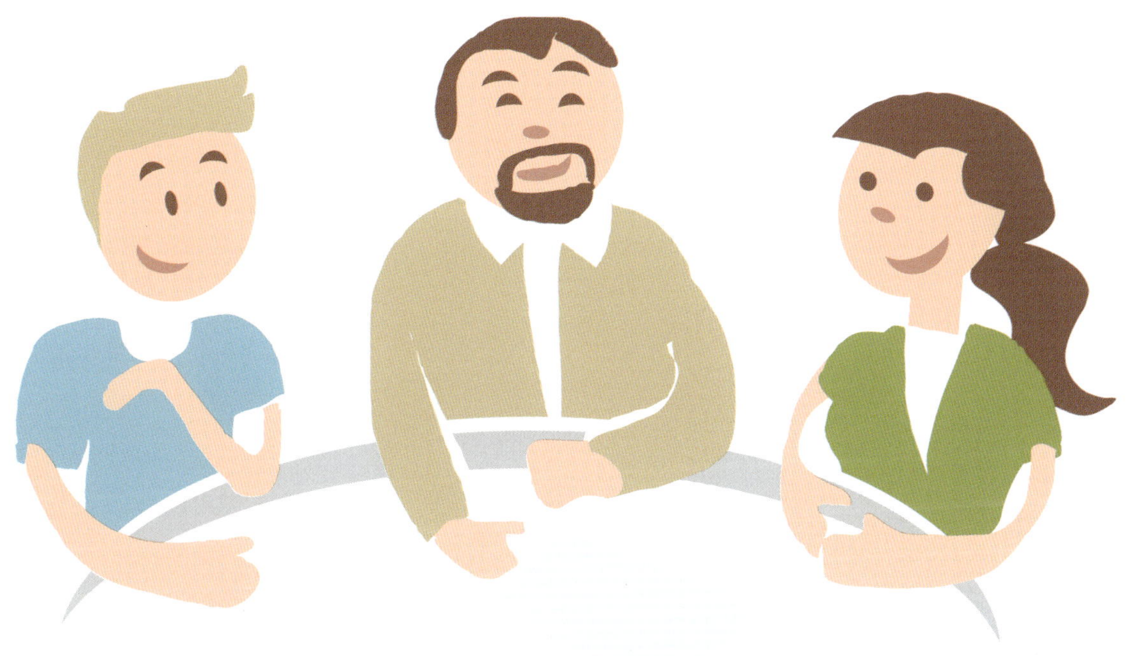

Um die Beziehungsgestaltung zu reflektieren, ist es notwendig, aus dem täglichen Handeln herauszutreten und sich die Situation von außen anzuschauen. Dies ist im Alltag kaum möglich, sondern erfordert besondere Zeit und Kompetenz.

Besonders eignen sich hierzu Fallbesprechungen. Diese brauchen:

- einen geschulten Moderator,
- eine gute Fallvorbereitung,
- eine gute Fallnachbereitung.

Nur durch regelmäßige Reflexion ist es möglich, unreflektierte Routinen und monotone, vorherbestimmte Abläufe zu vermeiden, deren Konsequenz die Einschränkung der Lebensqualität des an Demenz leidenden Menschen wäre.

Die Einrichtung stellt die Ressourcen bereit, die für eine regelmäßige Reflexion notwendig sind.

Überprüfung und Anpassung der Maßnahmen durch die Pflegekraft

P5: „Die Pflegefachkraft **überprüft laufend die Wirksamkeit der beziehungsfördernden und -gestaltenden Maßnahmen**. Sie nimmt in Absprache mit dem Menschen mit Demenz, seinen Angehörigen sowie allen an der Pflege Beteiligten gegebenenfalls Änderungen am Maßnahmenplan vor."

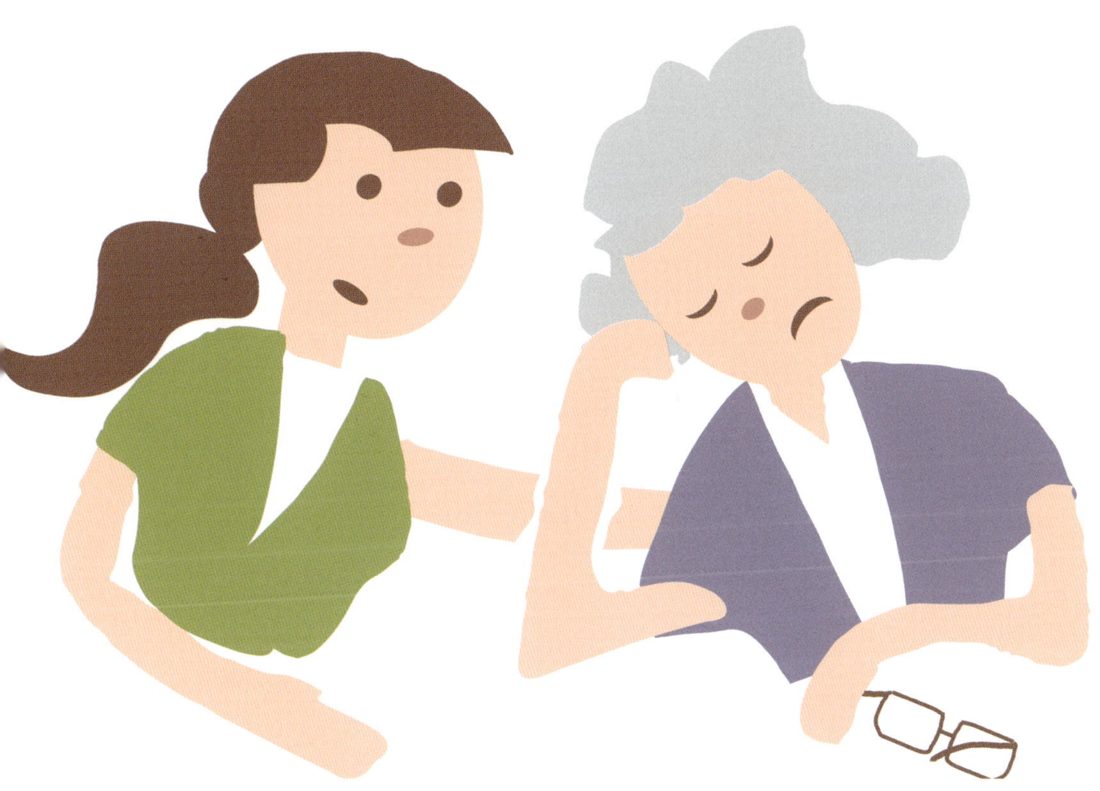

Da im Laufe seiner Erkrankung der an Demenz leidende Mensch immer weniger in der Lage ist, die Qualität der einzelnen pflegerischen Handlungen zu beurteilen, ist es umso wichtiger, dass die Pflegefachkraft aufgrund ihrer vorab beschriebenen Kenntnisse sich immer wieder bewusst vergewissert, wie der oder die Erkrankte die jeweilige Situation wahrnimmt und empfindet. Dies kann durch gezieltes Nachfragen oder durch sensibles Nachspüren des Verhaltens des erkrankten Menschen geschehen. Stellt die Pflegefachkraft fest, dass die Situation für ihn nicht angenehm ist, muss der Maßnahmenplan überprüft und gegebenenfalls geändert werden. Hierbei kann es hilfreich sein, weitere an der Pflege Beteiligte hinzuzuziehen.

Aufbau von Verbundenheit und Akzeptanz

E5a: „Der Mensch mit Demenz zeigt Anzeichen für den Erhalt und die Förderung seines Gefühls, **gehört, verstanden und angenommen zu werden** sowie mit anderen Personen verbunden zu sein."

5.4

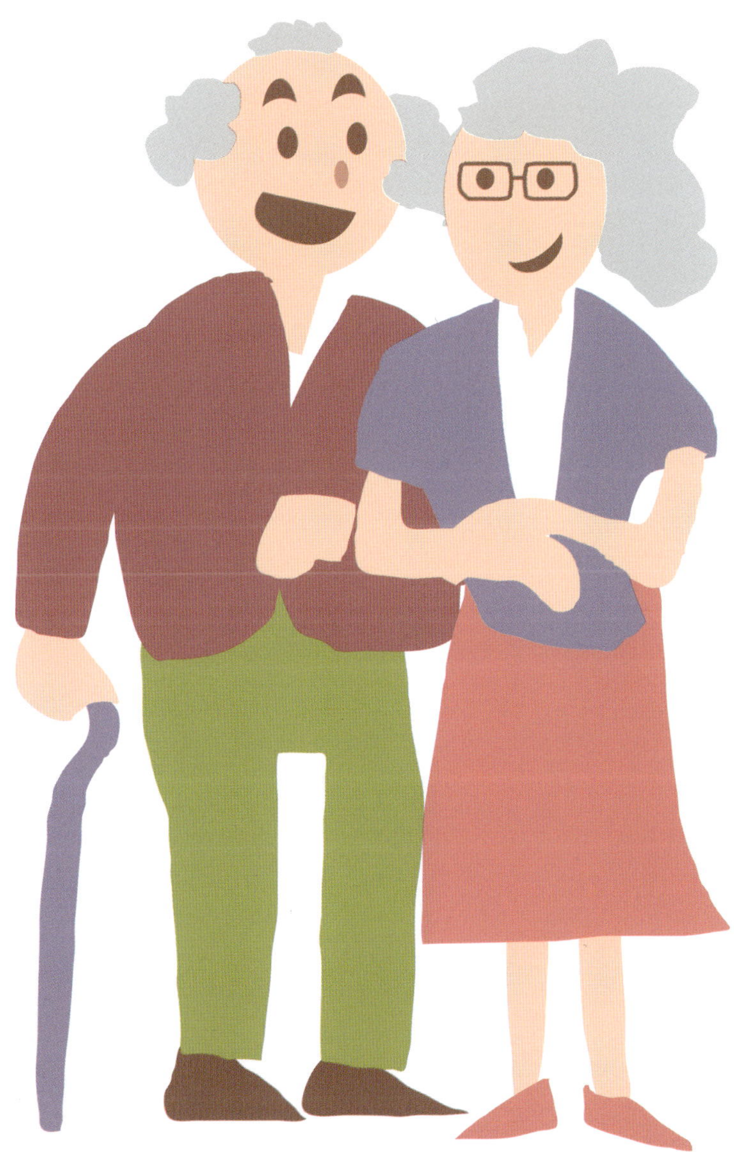

Es geht um eine gute Balance zwischen den Bedürfnissen nach

- Sicherheit und Lebensqualität,
- Rückzug und Eingebunden-Sein.

Die Pflegefachkraft muss hierbei aufgrund ihres Wissens und ihrer Kompetenz abwägen, was der erkrankte Mensch für sich beansprucht und was aus Sicht der Pflegefachkraft angemessen und vertretbar ist.

Dokumentation der Verlaufsbeobachtungen zur Optimierung der Pflege

E5b: „Verlaufsbeobachtungen dieser Anzeichen sind nachvollziehbar dokumentiert und Änderungen im Maßnahmenplan sind bei Bedarf vorgenommen."

5.5

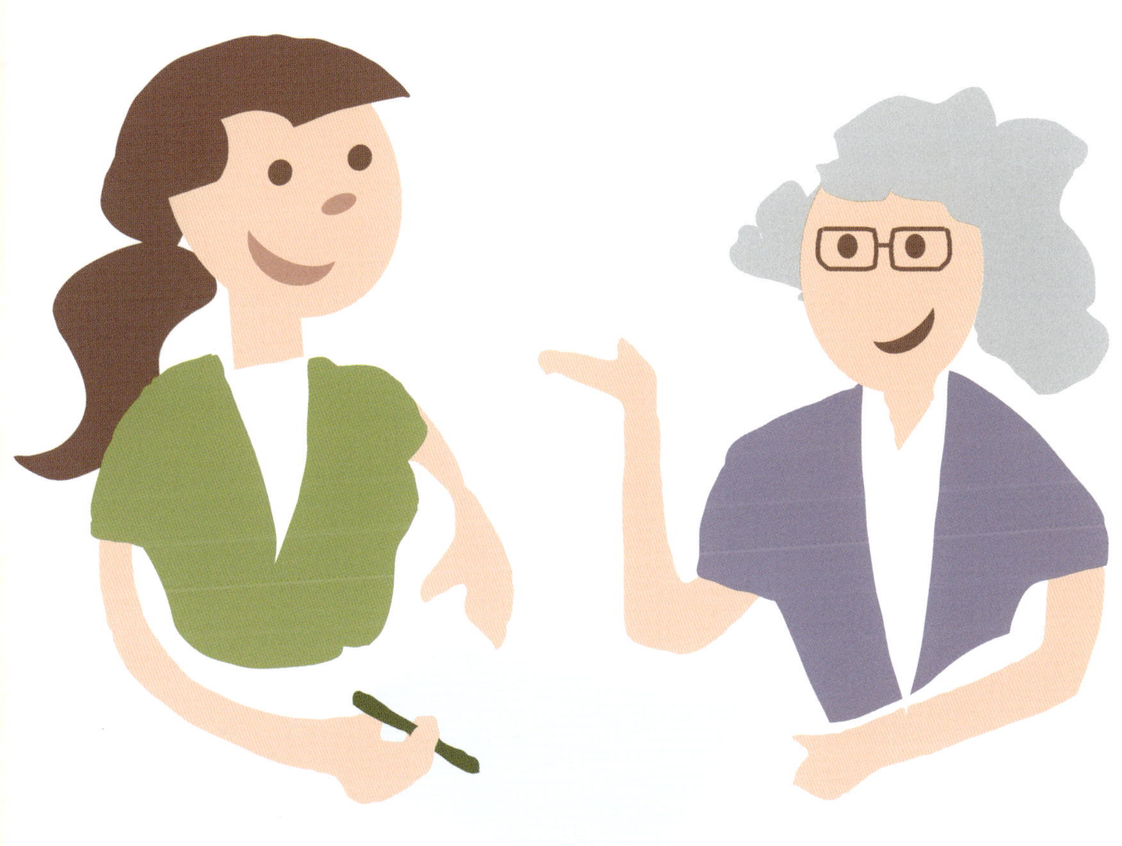

Da am Pflegeprozess viele Personen beteiligt sind, ist es notwendig, die wahrgenommenen Anzeichen und Äußerungen des an Demenz erkrankten Menschen sehr genau zu beschreiben und zu dokumentieren. Diese dienen auch als wichtige Informationen für Fallbesprechungen und Reflexionen.

Autor

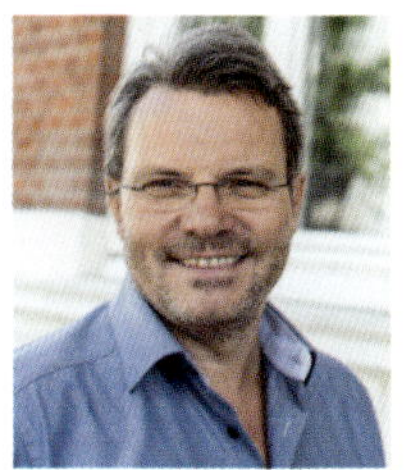

Dr. (phil.) Hans-Jürgen Wilhelm ist Soziologe und Wirtschaftsjurist und leitet seit 2011 als Vorstand das Elisabeth Alten- und Pflegeheim im Schanzenviertel Hamburgs. Er ist Autor des Buches „Gefangene ihrer Wahrheit" und weiterer Bücher und Artikel zum Thema Alter und Pflege. Schwerpunkte sind die Bereiche: Demenz, Sexualität im Alter, Sterben und Tod.

Der Grafiker

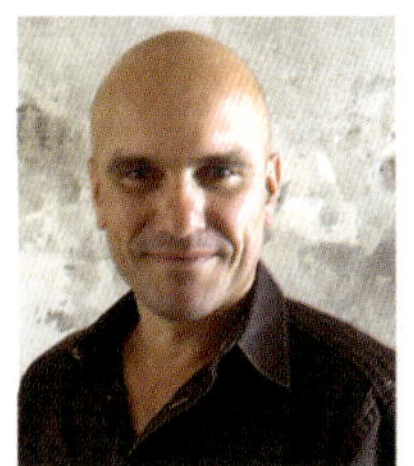

Tobias Kurtz ist Kommunikationsdesigner und Marketingberater mit langjähriger Erfahrung im internationalen Agenturgeschäft. Sein Spezialgebiet ist die Kommunikation im Gesundheitswesen, in dem es besonders gilt, erklärungsbedürftige Produkte und Dienstleistungen verständlich darzustellen. Er ist seit über 30 Jahren für zahlreiche Unternehmen gestalterisch und illustrativ tätig.